ÉTUDE

SUR LE

REIN DES TUBERCULEUX

ET SUR LA

NÉPHRITE TUBERCULEUSE

EN PARTICULIER

PAR

Le Docteur Ernest COFFIN

Ancien interne des hôpitaux et de la Maternité de l'hôpital Tenon.

PARIS

ASSELIN et HOUZEAU, ÉDITEURS

LIBRAIRES DE LA FACULTÉ DE MÉDECINE

Place de l'École-de-Médecine.

1890

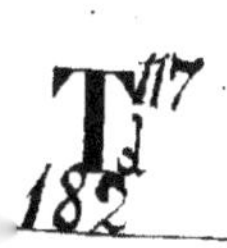

ÉTUDE

SUR LE

REIN DES TUBERCULEUX

ET SUR LA

NÉPHRITE TUBERCULEUSE

EN PARTICULIER

ÉTUDE

SUR LE

REIN DES TUBERCULEUX

ET SUR LA

NÉPHRITE TUBERCULEUSE

EN PARTICULIER

PAR

LE DOCTEUR ERNEST COFFIN

Ancien interne des hôpitaux et de la Maternité de l'hôpital Tenon.

PARIS

ASSELIN ET HOUZEAU, EDITEURS

LIBRAIRES DE LA FACULTÉ DE MÉDECINE

Place de l'École-de-Médecine.

1890

ÉTUDE
SUR LE REIN DES TUBERCULEUX
ET
SUR LA NEPHRITE TUBERCULEUSE
EN PARTICULIER

AVANT-PROPOS

Nous nous proposons, dans ce travail, de faire ressortir l'importance de la tuberculose rénale au point de vue de l'évolution de la maladie et surtout d'attirer l'attention sur une forme spéciale de néphrite qui existe chez les tuberculeux en dehors des formes connues et décrites depuis longtemps : tubercules de Laënnec, granulations miliaires et cavernes tuberculeuses. Non pas que nous prétendions décrire une nouvelle forme de la tuberculose rénale ; il y a longtemps que les observateurs ont signalé des lésions de néphrite chez les individus morts de tuberculose ; mais, à notre sens, on n'a pas insisté suffisamment sur ce fait ; et surtout dans bien des cas on n'a pas cru devoir rattacher à la tuberculose les lésions de néphrite trouvées à l'autopsie des tuberculeux. C'est particulièrement sur ces lésions que nous avons l'intention d'attirer l'attention.

Ayant examiné un grand nombre de reins de tuberculeux morts dans les services de nos maîtres MM. Siredey et Millard, nous avons été frappé de la fréquence des lésions rénales soit sans autres manifestations de la tuberculose au niveau du rein, soit au contraire, accompagnant ces manifestations; nous avons été frappé, en outre, des analogies d'aspect que présentent ces reins avec le foie des tuberculeux.

Nous nous proposons donc de décrire les lésions que nous avons rencontrées dans ces cas et de chercher à établir que ces lésions qui sont semblables à celles décrites par M. le professeur Bouchard, comme pathognomoniques des néphrites infectieuses, sont dues à l'action directe sur le rein du bacille de Koch.

Nous verrons ensuite quel rôle jouent ces lésions au point de vue de la tuberculose générale, et si, bien que ne se traduisant pendant la vie que par un petit nombre de symptômes, elles n'en exercent pas moins une influence sur l'évolution de la maladie.

Enfin, par des observations soit personnelles, soit empruntées à différents auteurs, nous avons l'intention de montrer la fréquence de cette néphrite et en outre que dans bien des cas la tuberculose rénale est la première manifestation de la maladie, puisque Cayla a démontré dans sa thèse que la tuberculose des organes génito-urinaires débutait toujours par le rein, et que l'on rencontre fréquemment la tuberculose limitée à l'appareil génito-urinaire.

Notre maître et ami le Dr Armand Siredey nous a vivement engagé à entreprendre ce travail et nous a aidé de son expérience et de ses conseils; qu'il reçoive ici nos remerciements.

Nous profitons avec plaisir, de l'occasion qui nous est offerte de remercier nos différents maîtres dans les hôpitaux : MM. Feréol, Dejerine, Merklen, Brault, Barrié,

Hirtz, Musclier, Renault, Richelot, Peyrot et Reclus pour les conseils et l'enseignement qu'ils nous ont prodigués.

M. le Dr Tillaux, après nous avoir enseigné les premiers éléments de la chirurgie, a bien voulu nous accepter dans son laboratoire de l'amphithéâtre des hôpitaux, nous lui en sommes particulièrement reconnaissant.

Nous remercions également M. le professeur Richet de nous avoir accepté pour interne.

M. le Dr Danlos a longuement attiré notre attention sur l'importance de l'examen des urines au point de vue clinique pendant l'année que nous avons passée dans son service comme interne, c'est donc à lui que nous sommes redevable d'avoir pu mener à bien une partie de ce travail.

Nous sommes particulièrement reconnaissant envers notre maître M. le Dr Siredey qui, après nous avoir guidé pendant nos études médicales, a bien voulu, en nous acceptant pour interne, nous faire profiter de son expérience et de son savoir.

Nous remercions également bien vivement notre maître M. le Dr Millard, de toute la bienveillance qu'il nous a témoignée pendant notre dernière année d'internat, nous prodiguant chaque jour ses conseils, et nous faisant profiter de sa grande expérience.

Nous n'oublions pas non plus que c'est M. le Dr Bar qui nous a initié à l'art des accouchements et nous garderons toujours un précieux souvenir du trop court séjour que nous avons fait dans son service à la maternité de l'hôpital Tenon.

M. le professeur Brouardel, après avoir guidé nos premiers pas et avoir été notre premier maître, veut bien nous faire l'honneur d'accepter la présidence de notre thèse ; nous l'en remercions vivement et nous le prions de vouloir bien en accepter l'hommage.

HISTORIQUE

La tuberculose rénale est connue depuis longtemps et depuis Morgagni jusqu'à nos jours on en a publié de nombreuses observations, les journaux français et étrangers en citent pour ainsi dire journellement, et on en rencontre presque à chaque page des bulletins de la Société anatomique. Aussi n'avons-nous pas la prétention de citer tous les auteurs qui se sont occupés de la question, ne voulant retenir que les noms de ceux qui l'ont fait avancer par l'apport d'une idée nouvelle ou par un travail important.

Cependant nous tenons à faire remarquer ici que si beaucoup d'auteurs se sont occupés de la tuberculose rénale en ce qui concerne la granulation miliaire et les cavernes tuberculeuses, nous n'avons trouvé aucun ouvrage traitant spécialement de la néphrite tuberculeuse.

Barthez et Rilliet consacrent un chapitre spécial à la tuberculisation des reins. Pour eux il existe trois formes de tuberculose rénale : 1° le tubercule miliaire ; 2° les granulations grises et jaunes ; 3° les masses tuberculeuses, constituées par des tubercules ramollis formant des kystes remplis de matière caséeuse, et pouvant occuper soit une partie du rein, soit presque toute la totalité de l'organe.

Mais pour ces auteurs, en dehors des points directement atteints par les granulations, les tubercules ou les masses tuberculeuses, le tissu rénal est sain et ne présente aucune lésion.

Au point de vue symptomatologique ils insistent sur le peu de fréquence de l'albuminurie, pour eux la tuberculose rénale est le plus souvent latente, et ils ajoutent même qu'elle ne constitue qu'un épiphénomène de la tuberculose générale, et qu'elle n'exerce qu'une médiocre influence sur la marche et la terminaison de la maladie.

Nous verrons plus loin que si nous considérons également la tuberculose rénale comme ne donnant le plus souvent lieu qu'à un très petit nombre de symptômes, nous ne sommes pas du même avis que Rilliet et Barthez en ce qui concerne l'influence exercée par la tuberculose rénale sur l'évolution générale de la maladie.

Rayer considère les mêmes formes de tuberculose rénale que Rilliet et Barthez au point de vue de l'anatomie pathologique, mais pour lui l'albuminurie serait beaucoup plus fréquente et constituerait un symptôme important de la tuberculose rénale.

Parmi les auteurs plus modernes qui se sont occupés de la question, nous trouvons MM. Lancereaux, Labadie Lagrave, Lecorché et Talamon.

Ces auteurs considèrent à peu de choses près les mêmes formes de tuberculose rénale que Rilliet et Barthez et que Rayer, et comme ces auteurs, ils sont muets en ce qui concerne la néphrite tuberculeuse. C'est à M. le professeur Bouchard que revient l'honneur d'avoir le premier attiré l'attention sur les néphrites tuberculeuses, et dans son article de la *Revue de médecine* 1881 il fixe les principaux points des néphrites infectieuses, néphrites qu'il considère comme pouvant se rencontrer dans la plupart des maladies infectieuses, et en particulier dans la diphtérie, la fièvre typhoïde, la tuberculose, etc.

Les principes émis par M. le professeur Bouchard,

furent mis à profit par M. Gaucher dans sa thèse d'agrégation sur la pathogénie des néphrites, mais il ne fait que citer la tuberculose comme cause de néphrite infectieuse, et n'en décrit pas les lésions.

Les auteurs qui se sont le plus occupés des néphrites infectieuses au point de vue histologique sont : en France M. le professeur Straus, et à l'étranger Cohnheim et Weigert qui signalèrent les lésions spéciales de la nécrose de coagulation comme pathognomoniques des néphrites infectieuses.

Au point de vue bactériologique, MM. Cornil et Babès ont montré que les bacilles de la tuberculose pouvaient se retrouver dans le rein, et M. R. Durand-Fardel, reprenant ces études, a montré que l'on pouvait trouver les bacilles de la tuberculose non seulement au niveau des glomérules, mais encore dans l'intérieur même des vaisseaux sanguins ainsi qu'il en a rapporté un exemple.

Mais c'est surtout Baumgarten qui, dans un mémoire sur la tuberculose expérimentale, publié à Berlin en 1885, a montré que les bacilles tuberculeux apparaissaient d'abord partie dans les anses des glomérules, partie dans l'épithélium des canaux contournés. Cette démonstration explique comment dans la néphrite tuberculeuse, les lésions portent plus particulièrement sur l'épithélium des tubuli contorti.

Au point de vue de la fréquence du début de la tuberculose par le rein dans la tuberculisation génio-urinaire, la thèse de M. Cayla est des plus instructives, tant par les observations qu'elle contient que par les expériences qu'elle relate. On trouve également dans les bulletins de la Société anatomique des observations venant confirmer cette manière de voir, et en particulier des observations de Pasquet et de M. Champetier de Ribes.

Si l'anatomie pathologique, excepté en ce qui concerne la néphrite tuberculeuse, est traitée par un grand nombre d'auteurs, il n'en est pas de même pour la symptomatologie, et encore la plupart des observations sont-elles contradictoires comme celles de MM. Tapret, Cadet de Gassicourt et Revillod. M. Brissaud s'est efforcé de donner un aperçu de la symptomatologie de la tuberculose rénale, dans son excellent article de la *Gazette hebdomadaire*.

ANATOMIE PATHOLOGIQUE

Lorsque l'on examine un rein normal, on voit qu'à la coupe il est formé par deux substances : la substance médullaire et la substance corticale, cette dernière envoyant dans l'intérieur de la substance médullaire des prolongements connus sous le nom de colonnes de Bertin et séparant les unes des autres les pyramides de Malpighi, dont le sommet constitue la papille.

La coloration de ces différentes parties à l'état normal est spéciale à chacune d'elles, la substance corticale est moins colorée que la substance médullaire. La substance médullaire est ferme, d'une coloration rouge plus ou moins foncée et a un aspect à la fois strié et rayonné.

La substance corticale est moins ferme, sa coloration est beaucoup plus jaunâtre et enfin on peut, avec un peu d'habitude, y distinguer des petits corpuscules saillants, visibles surtout lorsque l'on examine la coupe un peu obliquement, corpuscules qui siègent exclusivement dans la substance corticale et qui constituent les glomérules de Malpighi.

Enfin ajoutons que sur un rein normal, on peut toujours détacher complètement la capsule propre dans toute son étendue et sans entraîner avec elle des fragments de la substance rénale.

Si on vient à examiner ces deux substances au microscope on voit qu'elles sont constituées par des éléments différents.

On sait en effet que le système rénal est formé par la

réunion de systèmes particuliers, constitués chacun par un certain nombre d'élements. L'artère rénale arrivée dans l'intérieur du rein, au niveau des calices se divise en quatre branches principales se subdivisant elles-mêmes en plusieurs autres branches toutes ascendantes et suivant pour cheminer dans l'intérieur du tissu rénal, les colonnes de Bertin, arrivées au niveau de la base des pyramides de Malpighi, dans la portion intermédiaire à la zone corticale et à la zone médullaire, ces diverses branches artérielles s'anastomosent entre elles et décrivent ainsi un lacis formant un riche plexus sanguin à concavité dirigée vers le bassinet.

Des branches partent de ce plexus les unes de sa concavité, les autres de sa convexité, les premières sont destinées à la substance médullaire et elles ne nous arrêteront pas, les secondes, au contraire, se rendant à la substance corticale, sont des plus importantes. Elles se portent en rayonnant vers la périphérie du lobule, d'où leur nom d'artères radiées. De ces artères se détachent perpendiculairement des branches (vas afferens); chacune de ces branches, après un parcours peu considérable à travers la substance rénale, arrive au niveau de la capsule de Bowman, et là se divise en un certain nombre de vaisseaux secondaires qui se réunissent euxmêmes pour sortir de la capsule en formant le vaisseau efférent. L'ensemble de ces vaisseaux (extrémité du vas afferens, branches en provenant et origine du vas efferens) constitue le glomérule de Malpighi. Nous avons vu que le glomérule de Malpighi était entouré par la capsule de Bowman, organe composé d'une membrane anhiste, tapissée à son intérieur par un épithélium plat ; cette capsule qui se replie autour du glomérule à la façon d'un bonnet de coton, constitue la première partie des tubes urinifères.

En effet, par l'extrémité opposée à celle par laquelle

passent les vaisseaux afférent et efférent, la capsule de Bowman se continue avec un tube qui décrit bientôt de nombreuses flexuosités (tubuli contorti). A ces tubuli contorti succède un tube plus étroit (branche descendante de Henle), puis ce second tube se replie en forme d'anse, anse de Henle, pour donner naissance à la branche ascendante de Henle, qui se continue elle-même par la pièce intermédiaire rappelant par son calibre et ses flexuosités les tubuli contorti, puis par le canal d'union et les canaux collecteurs ou tubes de Bellini qui, par degrés successifs, arrivent à former un gros canal qui s'ouvre au sommet de la papille urinifère.

Telle est dans ses parties essentielles la structure du tissu rénal, mais toutes ces parties ne nous intéressent pas également ; parmi elles une surtout mérite d'attirer notre attention, car elle est la partie la plus importante du filtre rénal, et c'est à son niveau qu'il est surtout intéressant d'étudier les lésions consécutives à la tuberculose, nous voulons parler des tubes contournés.

Ces tubes sont en effet tapissés par un épithélium spécial surtout bien étudié par Heidenhain. Cet épithélium qui laisse au tube une lumière relativement minime, est constitué par des cellules volumineuses normalement troubles et présentant une teinte sombre. Avant Heidenhain les anatomistes qui avaient étudié la structure du rein, attribuaient cet aspect des cellules des tubuli contorti, à la présence dans leur intérieur, d'un nombre considérable de granulations, les unes protéiques, les autres graisseuses. Heidenhain, reprenant ces études, a démontré que ces cellules devaient leur apparence à la présence d'un certain nombre de petits bâtonnets occupant le corps de la cellule, englobés qu'ils sont dans le protoplasma, et dirigés pour la plupart parallèlement à l'axe transversal du tube. Lorsque l'on traite cet épithélium par l'hématoxyline, les bâtonnets, de même que les noyaux, sont colorés en bleu, et mis ainsi en relief.

On peut alors voir que les bâtonnets occupent la partie profonde de la cellule, celle qui est directement en rapport avec la membrane propre du tube, tandis que le noyau entouré de protoplasma, occupe la partie opposée, celle qui regarde la lumière du tube. Dans cette dernière portion de la cellule, se trouvent encore des granulations graisseuses, granulations qui, comme nous le verrons, sont susceptibles dans certains états pathologiques d'augmenter de volume et d'occuper presque la totalité de la cellule.

Cette disposition spéciale de l'épithélium ne se rencontre que dans une autre partie du filtre rénal, dans la branche ascendante de Henle. Dans cette portion on rencontre un épithélium à bâtonnets absolument semblable à celui des tubes contournés avec cette seule différence que la lumière du tube est un peu plus considérable.

Nous n'insisterons pas davantage sur l'histologie normale, les lésions des autres épithéliums n'ayant que peu d'intérêt au point de vue de l'affection qui nous occupe, et nous nous bornerons à dire pour terminer cet exposé rapide, que les différents systèmes qui constituent l'appareil urinaire sont séparés par du tissu conjonctif, tissu qui peut dans certains états pathologiques augmenter de volume et arriver jusqu'à étouffer pour ainsi dire les éléments des tubes urinifères.

Mais avant de commencer l'exposé des lésions que la tuberculose peut faire subir à ces différentes parties, voyons comment se grouppent ces éléments. Lorsque l'on pratique une coupe dans la région médullaire du rein on voit que cette région est occupée par des tubes collecteurs, les anses de Henle, et l'extrémité des branches descendantes et ascendantes de cette même anse, mais on n'y rencontre jamais ni glomérules de Malpighi, ni tubes contournés. On ne rencontre en effet ces éléments que dans les coupes portant sur la région corticale du rein. Si on vient à examiner au microscope une coupe portant sur la région corticale du rein, on voit que cette région est constituée par des glomérules, des tubes contournés, la portion ascendante des tubes de Henle, l'origine des tubes collecteurs, encore ces derniers tubes ne s'y rencontrent-ils qu'en très petit nombre, des vaisseaux sanguins et du tissu conjonctif en petite quantité.

Ce qui frappe l'œil de suite, c'est la grande quantité de glomérules entourés de toutes parts par des canaux à lumière étroite, tapissés par un épithélium trouble, se colorant en jaune rougeâtre par le picro-carmin, et laissant voir à la suite de l'imprégnation par l'hématoxyline, des noyaux occupant la partie qui regarde la lumière du canal tandis qu'au contraire on peut voir à l'aide d'un fort grossissement des stries qui occupent la portion périphérique de ce même épithélium. Ces tubes ne sont autre chose que les tubuli contorti et les branches ascendantes des anses de Henle.

Nous avons insisté à dessein sur l'aspect d'une coupe de la région corticale du rein parce que c'est dans cette région que se rencontrent les principales lésions de l'affection qui nous occupe.

La tuberculose peut modifier de bien des façons, l'aspect du rein soit au point de vue macroscopique, soit au point de vue microscopique, mais nous y distinguerons trois formes principales. Les deux premières sont connues depuis longtemps et les descriptions de ces deux états abondent dans tous les recueils et en particulier dans les bulletins de la Société anatomique; aussi serons-nous bref en ce qui les concerne, voulant surtout attirer l'attention sur un état particulier du rein, sur une sorte de néphrite que l'on rencontre fréquemment chez les tuberculeux à toutes les périodes et qui, ainsi que nous tâcherons de le démontrer, constitue une véritable néphrite tuberculeuse.

Les deux premières altérations dont nous voulons parler sont le tubercule miliaire et la caverne tuberculeuse, qui elle-même, succède au tubercule.

Ces deux lésions s'enchaînent et se suivent et à proprement parler n'en constituent qu'une seule. Que l'on rencontre des petites granulations disséminées dans le parenchyme rénal ou de vastes cavernes ayant détruit l'organe presqu'en entier ne laissant subsister que la capsule et une mince coque de substance corticale, c'est toujours la même lésion mais arrivée à différentes périodes de son évolution.

Le tubercule rénal s'observe presque exclusivement chez les enfants, non pas que nous ayons l'intention de dire par là qu'il n'existe pas chez l'adulte, nous voulons simplement faire entendre que c'est surtout chez l'enfant que l'on rencontre la tuberculose rénale à cette période de son développement, chez l'adulte elle passe le plus souvent inaperçue, et ce n'est que très rarement que l'on la rencontre dans les autopsies.

Chez l'adulte on rencontre plus fréquemment la caverne tuberculeuse, soit que cette dernière se soit produite par suite de la réunion de granulations confluentes qui ont commencé par se ramollir à leur centre et que de ce point le ramollissement ait petit à petit envahi toute la substance rénale, soit, que chose plus rare, la granulation ait passé par le stade de tubercule de Laënnec avant d'arriver à la formation d'une caverne.

Quant aux granulations miliaires on les rencontre surtout à la suite de la tuberculose aiguë.

Si nous avons eu la chance d'examiner des reins présentant ces deux dernières lésions, cavernes tuberculeuses et granulations miliaires, il n'en est pas de même du tubercule vrai du rein; aussi pour cette lésion nous bornerons-nous à rapporter ce qu'en ont dit les auteurs. Barthez et Rilliet (1), qui ont été à même d'examiner un assez grand nombre de reins présentant des tubercules, s'expriment ainsi :

« Le tubercule miliaire siège dans la substance corticale, dans laquelle il est comme enchatonné, se montrant à peine à la surface sous la forme d'une petite tache jaune qui ne répond pas à ses dimensions réelles. Son adhérence à la substance rénale est peu intime, et on le détache facilement sans enlever avec lui les portions de tissu ; on ne distingue pas de kyste. Très rarement le tubercule miliaire dépasse la substance corticale ; cependant cinq de nos malades avaient à la fois des tubercules dans les deux substances. Chez l'un d'eux on voyait à l'extérieur de petites taches jaunes correspondant à de petites tubercules un peu mous ; d'autres taches se prolongeaient dans l'intérieur du rein sous forme de lignes jaunâtres, ayant tout à fait l'aspect tuberculeux. C'est le seul cas où nous ayons vu dans le rein des tubercules miliaires ramollis. La membrane externe du rein est saine au niveau du point où elle est en contact avec le produit accidentel. »

Rayer s'exprime à peu près de même, mais toutefois consacre beaucoup moins de développement à la description du tubercule rénal et s'occupe surtout de la granulation miliaire et des cavernes tuberculeuses (2).

Quant à Cornil et Ranvier, c'est à peine s'ils citent le tubercule rénal, et ils s'occupent également beaucoup

(1) Barthez et Rilliet. Maladies des enfants. Tome III, page 852.
(2) Rayer. Maladies des reins. Tome III, page 619.

plus des granulations et des cavernes tuberculeuses que du tubercule de Laënnec (1).

Ce silence de la plupart des auteurs en ce qui concerne le tubercule vrai, est dû, ainsi que nous le disons plus haut, à ce que cette lésion est très rare et ne s'observe guère que chez les enfants.

Barthez et Rilliet sont donc à peu près les seuls auteurs qui aient décrit avec un peu de détail le tubercule de Laënnec dans sa localisation rénale, et encore, si nous pouvons déduire de ce que nous avons vu dans les cas de granulations miliaires, ce qui doit se passer dans les cas de tubercules de Laënnec, nous voyons que ces auteurs ont dû se tromper, non pas en ce qui concerne la lésion elle-même, le tubercule de Laënnec, mais en ce qui concerne les lésions de voisinage, en effet voici ce qu'ils disent : « Dans les cas où il n'existe que des granulations grises, ou des tubercules disséminés dans les reins, nous n'avons pas observé d'altération du parenchyme de l'organe, dans les points avoisinants, pas de rougeur ni de ramollissement local; quelquefois de la rougeur générale de la substance corticale, d'assez vives arborisations à l'extérieur, mais jamais d'infiltration purulente (2). »

Or, d'après ce que nous avons vu dans les cas de granulation miliaire, le parenchyme rénal est rarement sain. Si sur une coupe portant sur la totalité de l'organe et examinée seulement à l'œil nu, le parenchyme rénal paraît peu altéré en dehors des points atteints par les granulations, il n'en est pas de même lorsque l'on soumet à l'examen microscopique, ces parties paraissant saines.

En effet, dans les cas de granulations miliaires outre

(1) Cornil et Ranvier. Anatomie pathologique. Tome II, page 632.
(2) Barthez et Rilliet. Loco citato, page 855.

les granulations qui sont connues depuis longtemps, et que Cornil et Ranvier ont si bien décrites, on observe dans les autres portions du rein, des lésions qui, ainsi que nous essayerons de le démontrer, constituent une véritable néphrite tuberculeuse.

Les granulations miliaires, qui s'observent principalement pour ne pas dire exclusivement dans les cas de tuberculose aiguë (observation II) siègent presque toujours dans la portion corticale, au voisinage des artérioles qui séparent les pyramides de Ferrein ou à la surface du rein. Elles sont constituées par de petites cellules rondes s'infiltrant dans le tissu cellulo-vasculaire du rein ; ces petites cellules produites en grand nombre dans les cloisons fibreuses qui entourent les tubes urinifères, resserrent et finissent par étouffer ces derniers.

Si on examine au microscope une coupe passant au niveau d'une granulation tuberculeuse, on voit que cette granulation est formée, comme d'ailleurs dans tous les autres organes, par de petites cellules constituées par des noyaux se colorant vivement en rouge par le picrocarminate d'ammoniaque et entourées par une mince couche de protoplasma, ces petites cellules, qui sont des cellules embryonnaires, occupent le centre de la granulation, tandis que la partie périphérique est constituée par des cellules géantes et des cellules fibro-plastiques. Tout autour de ces éléments existe une vascularisation assez accentuée, et souvent même on remarque des globules sanguins extravasés en dehors des vaisseaux et occupant le tissu cellulaire entourant la granulation, si la granulation est traversée par un vaisseau sanguin, ce vaisseau est oblitéré.

On voit donc que la granulation rénale ne diffère en rien des granulations miliaires que l'on rencontre dans les autres organes, mais si on porte ses regards en dehors de la granulation sur les parties qui l'avoisinent, on voit que le tissu cellulaire, ordinairement peu abondant dans la substance corticale, est hypertrophié, et comprime plus ou moins fortement les tubes urinifères. Ces tubes sont eux-mêmes le siège d'une dégénérescence à aspect granulo-graisseux, et leur épithélium se colore mal par le picrocarminate d'ammoniaque.

Nous étudierons plus loin cette lésion en détail, mais qu'il nous soit déjà permis de bien établir qu'en dehors des points occupés par la lésion tuberculeuse elle-même, le parenchyme rénal n'est pas sain.

Si ces granulations au lieu d'être isolées, deviennent confluentes on observe la même lésion anatomique, mais elles se ramollissent beaucoup plus vite, et donnent naissance à de petites cavités qui se remplissent d'un dépôt caséeux. Ces cavités vont sans cesse en s'agrandissant et elles finissent par creuser dans l'intérieur du rein de véritables cavernes.

Cette dernière variété de rein tuberculeux, qui donne lieu à des troubles beaucoup plus accentués que les autres formes, et peut nécessiter une intervention chirurgicale constitue plus particulièrement le rein tuberculeux chirurgical, par opposition avec les autres formes qui, elles, constituent le rein tuberculeux médi-dical.

Au point de vue anatomique, le rein creusé de cavernes tuberculeuses est généralement augmenté de volume, il peut avoir le double de son volume normal, il est bosselé et a un aspect blanchâtre. Si on le coupe, on voit que le parenchyme rénal est détruit en plus ou moins grande quantité, mais est toujours creusé de loges, de cavités remplies d'un mélange caséeux crémeux, loges qui quelquefois font saillie sous la capsule, et donnent au rein un aspect kystique, et s'étendent souvent jusqu'au bassinet.

La cavité peut être unique au niveau du bassinet et au contraire multiple du côté de la capsule, et alors elle présente des diverticules, laissant entre eux des portions de tissu rénal relativement saines. (Observations I et XIX.)

Au niveau des points où la lésion devient, par suite de la destruction rénale, en quelque sorte sous-capsulaire, la capsule est adhérente, et lorsque l'on essaye de décortiquer le rein, on ne peut y réussir sans entraîner des portions du tissu rénal.

Lorsque l'on enlève par le lavage le produit caséeux qui remplit les cavités, on voit que les parois de ces cavités sont constituées par une sorte de fausse membrane qui les sépare des parties relativement saines.

Si on examine au microscope le produit caséeux et le tissu rénal, on voit en premier lieu que le produit caséeux est constitué par des cellules dégénérées au milieu desquelles il est quelquefois possible de reconnaître les petites cellules embryonnaires qui concourent à la constitution des granulations tuberculeuses. En outre, on peut dans certains cas y déceler le bacille de Koch par les procédés appropriés.

Quant au tissu rénal lui-même on peut y distinguer trois zones : 1° la paroi même des cavernes ; 2° une zone intermédiaire entre la paroi de cette caverne et le tissu rénal lui-même ; 3° le tissu rénal.

La paroi de la caverne est constituée par du tissu conjonctif hypertrophié au milieu duquel on arrive à distinguer des cellules dégénérées et des cellules embryonnaires, à son niveau, les vaisseaux sont oblitérés comme dans tous les processus tuberculeux.

Dans la zone intermédiaire, outre le tissu conjonctif hypertrophié et comprimant les tubes urinifères qui sont déviés, déformés, on trouve de nombreuses cellules embryonnaires; et les vaisseaux sanguins, au lieu d'être oblitérés, sont au contraire dilatés, ils sont rompus sur certains points et alors on trouve des globules sanguins extravasés en plus ou moins grand nombre au milieu des éléments du filtre rénal et du tissu conjonctif.

Dans la troisième zone qui est constituée par le tissu rénal lui-même et qui dans certains cas peut être d'une minceur extrême, les cavités arrivant presque jusqu'à la capsule, les tubes sont perméables et paraissent relativement sains, mais en réalité ils présentent, de même d'ailleurs que les tubes contenus dans la portion intermédiaire, des lésions spéciales, lésions que l'on retrouve dans le rein des tuberculeux, qu'il s'y rencontre, ou des granulations miliaires et des cavernes, ou au contraire qu'il n'y ait qu'une simple inflammation due à la tuberculose elle-même. Ce sont ces lésions qui vont nous occuper maintenant.

A l'autopsie d'un grand nombre de tuberculeux, alors même que pendant leur vie ils n'ont présenté que peu ou pas de symptômes attirant l'attention du côté de l'appareil urinaire, on trouve des reins ayant généralement conservé leur volume normal, ou un peu augmentés de volume. La capsule propre se détache assez facilement, cependant sur certains points elle est un peu adhérente, et entraîne avec elle de légers fragments du parenchyme.

Le rein débarrassé de sa capsule a un aspect spécial, il est blanchâtre et a une teinte anémique, si bien que les étoiles de Verheyen, tranchant par leur aspect bleuâtre sur la teinte blanche et décolorée du tissu rénal par lequel elles sont entourées, sont des plus saillantes.

Le rein étant divisé en deux par une coupe portant sur son bord convexe, on voit que la teinte anémique déjà très nette à la surface, est encore plus accentuée au niveau de la partie centrale. A ce niveau, cette teinte est encore plus caractéristique ; en effet ce n'est plus une teinte exclusivement blanche, il s'y mélange une certaine quantité de jaune ce qui donne au rein un aspect graisseux, d'ailleurs si on vient à gratter légèrement la surface rénal avec le couteau il s'y dépose une certaine quantité de substance grasse, ainsi que cela se passe lorsque l'on racle la surface d'un foie tuberculeux. Ce n'est d'ailleurs pas la seule analogie qui existe entre le foie et le rein des tuberculeux ; ainsi que nous tâcherons de le démontrer, les lésions sont identiques dans beaucoup de points.

La substance corticale est diminuée d'étendue, tandis que la substance médullaire est plutôt augmentée de volume, de même que l'espace occupé par les calices et le bassinet est également un peu plus considérable qu'à l'état normal par suite de la présence de tissu adipeux surajouté en plus ou moins grande quantité.

Les deux substances sont bien moins distinctes qu'à l'état normal, elles se confondent presque à leurs points de contact, la différence de coloration si marquée entre la substance médullaire et la substance corticale est bien diminuée, c'est à peine si les pyramides de Malpighi tranchent par une teinte un peu plus rouge sur l'aspect blanc jaunâtre du rein.

On remarque en outre de nombreuses travées blanchâtres siégeant aussi bien dans la substance corticale que dans la substance médullaire et dues au tissu conjonctif hypertrophié.

Les glomérules sont rarement saillants et ils sont difficiles à voir à l'œil nu, même en regardant la coupe obliquement; dans un seul cas, bien que le rein ne soit pas amyloïde, nous avons observé des glomérules saillants formant au niveau de la base des pyramides de Malpighi une sorte de couronne brillante.

A l'examen macroscopique, le rein présente donc

l'aspect d'un rein atteint aussi bien dans son épithélium que dans son tissu conjonctif, il y a donc une néphrite mixte.

Si on examine ce même rein au microscope, on voit alors que les lésions sont encore plus accentuées qu'elles ne le semblaient à un examen rapide.

En effet sur les coupes portant sur la région médullaire, on ne remarque pas de lésions bien prononcées, cependant les tubes urinifères sont un peu comprimés par le tissu cellulaire hypertrophié, l'épithélium des tubes que l'on rencontre dans cette région est peu malade.

Mais il n'en est pas de même dans la substance corticale; en effet, ce qui frappe tout d'abord l'attention lorsque l'on examine une coupe portant sur cette substance, c'est, outre l'aspect graisseux des épithéliums, aspect que nous avons déjà signalé et sur lequel nous ne reviendrons pas, une diminution considérable de la lumière des tubuli contorti et des tubes formant la branche ascendante de l'anse de Henle, on sait en effet que ces deux portions du système rénal sont tapissées par un épithélium semblable.

La lumière de ces canaux est presque complètement obstruée par l'épithélium qui tapisse leurs parois à l'état normal, et qui, outre une augmentation de volume, présente une dégénérescence spéciale. C'est en effet sur ces cellules épithéliales, cellules à bâtonnets de Heidenhain que porte surtout la lésion de la tuberculose.

Sur une coupe traitée par le picrocarmin, l'épithélium à bâtonnets se colore mal, il reste toujours jaunâtre tandis qu'au contraire on remarque tout autour, de nombreux tractus colorés vivement en rose, correspondant aux fibres du tissu conjonctif, peu nombreuses à l'état normal et qui ont au contraire dans cette affection acquis un développement relativement considérable.

Les cellules même examinées à un fort grossissement, présentent un aspect terne uniforme et il est impossible d'y démêler le moindre vestige des bâtonnets qui, à l'état normal, constituent la caractéristique de cet épithélium.

Si on soumet pendant vingt-quatre heures ces coupes aux vapeurs d'acide osmique, on voit que ces vapeurs agissent sur le protoplasma cellulaire, qui prend une teinte brunâtre, mais ne se colore pas franchement en noir ainsi que cela se produit lorsque l'on expose aux mêmes vapeurs un tissu véritablement graisseux. C'est qu'en effet, il y a bien infiltration graisseuse de la cellule, comme cela se produit dans l'hépatite tuberculeuse ainsi que l'a démontré Lauth, mais en outre l'épithélium a subi la nécrose de coagulation de Cohnheim, nécrose qui est liée intimement à l'action des microbes, et qui, signalée par Weigert, consiste dans une mortification spéciale, caractérisée par l'aspect colloïde du protoplasma et la perte rapide pour le noyau de la propriété de se colorer par les réactifs ordinaires (Straus).

Ainsi donc, l'épithélium d'Heidenhain subit, du fait de la tuberculose, deux modifications, une infiltration graisseuse, qui, de même que pour la cellule hépatique, ne constitue qu'une simple surcharge ne modifiant en rien sa vitalité, et ainsi que cela semble résulter de nos observations, ne se manifeste par aucun phénomène d'insuffisance rénale ; et une transformation colloïde de son protoplasma, transformation propre aux néphrites infectieuses.

Nous avons vu qu'à l'état normal le noyau des cellules à bâtonnets occupait la partie de la cellule en rapport avec la lumière du tube urinifère, et que ce noyau de même d'ailleurs que les stries constituant les bâtonnets se coloraient vivement en bleu foncé par l'hématoxyline, or si on traite une coupe de rein tuberculeux par cette substance, on voit que la cellule prend une teinte bleu clair uniforme et qu'aucun de ses éléments ne retient plus particulièrement la matière colorante. La perte pour le noyau de la propriété de se colorer par l'hématoxyline, perte qui constitue un des signes pathognomoniques de la nécrose de coagulation de Cohnheim, est donc des plus évidentes.

Cet aspect uniforme de la cellule traitée par l'hématoxyline tranche encore plus avec celui des parties environnantes, en effet on remarque autour et entre les mailles du tissu conjonctif, qui, ainsi que nous l'avons dit, est hypertrophié, de nombreuses petites cellules embryonnaires analogues à celles que nous avons rencontrées dans les granulations miliaires du rein. Ces cellules et les mailles du tissu conjonctif au milieu desquelles elles sont comprises, compriment les vaisseaux sanguins qui sont diminués de volume, mais que nous n'avons cependant pas trouvés oblitérés.

R. Durand Fardel a décrit après Cornil et Brault une véritable glomérulite tuberculeuse. D'après ces auteurs, le glomérule serait toujours attaqué par la périphérie; la cavité glomérulaire serait souvent dilatée et envahie par des cellules exsudées ayant subi une sorte de régression caséeuse, si bien que le glomérule serait repoussé dans un coin de sa cavité, subirait petit à petit la transformation fibreuse, et deviendrait bientôt impropre à la filtration de l'urine.

Nous devons avouer que nous avons rarement rencontré cette lésion, nous avons bien observé la dilatation de la cavité glomérulaire, et la desquammation de l'endothélium qui tapisse la capsule de Bowman, mais nous n'avons pas remontré de glomérulite à proprement parler dans les cas de tuberculose à marche chronique que nous avons étudiés. Dans un seul cas, (observation IV) nous avons observé des lésions du glomérule, envahissement de la cavité glomérulaire par des cellules volumineuses, se colorant mal sous l'influence des réactifs, et ayant subi une sorte de régression caséeuse. Mais, dans le cas auquel nous faisons allusion, il s'agissait d'une tuberculose à marche rapide, presque d'une tuberculose aiguë, et par conséquent nous nous sommes trouvé en présence des lésions qui accompagnent les maladies infectieuses en général lorsqu'elles affectent une forme aiguë, et nous ne croyons pas devoir attribuer les lésions que nous avons observées dans ce rein, à l'action exclusive de la tuberculose.

Mais nous insistons à dessein sur ce fait; dans la tuberculose à forme chronique, les glomérules sont rarement atteints, ce sont plutôt les vaisseaux droits et les capillaires entourant les tubes contournés qui sont comprimés et diminués de volume, par suite de l'hypertrophie du tissu cellulaire.

Nous nous croyons donc en droit de dire qu'outre les lésions déjà connues, tubercule de Laënnec, granulations miliaires et cavernes, la tuberculose détermine au niveau du rein une néphrite spéciale, néphrite mixte présentant les plus grandes analogies avec la cirrhose tuberculeuse décrite par MM. Hanot et Lauth.

Mais cette néphrite est-elle bien due à la tuberculose? et si elle est d'origine tuberculeuse de quelle façon la tuberculose agit-elle pour la produire? C'est à ces deux questions que nous allons maintenant nous efforcer de satisfaire.

NATURE ET PATHOGÉNIE

On pourrait croire que les lésions que nous venons de décrire, survenant chez des tuberculeux, c'est-à-dire chez des malades qui ont été pendant plus ou moins longtemps sous l'influence d'une maladie cachectisante et qui généralement ont été pendant leur vie en proie à des suppurations prolongées pulmonaires ou autres, les lésions que l'on observe du côté du rein sont dues à ces causes, qu'elles n'ont rien de spécifique et que ce sont des lésions de dégénérescence amyloïde. Nous ne le croyons pas. En effet, la dégénérescence amyloïde se présente d'après Cornil et Ranvier sous les aspects suivants (1) : Le rein amyloïde est gros et blanchâtre, si bien que macroscopiquement il pourrait être confondu avec le gros rein blanc : à la coupe, les glomérules se présentent avec un aspect translucide spécial. Si on traite cette coupe par une solution d'iode ioduré, les anses glomérulaires, les membranes propres des tubes, et parfois même les faisceaux du tissu conjonctif, se colorent en brun, et si on ajoute à la solution d'iode ioduré, de l'acide sulfurique étendu d'eau, la teinte brune des éléments devient polychrome, verte, orange et bleue.

Sur les coupes destinées à l'examen microscopique la dégénérescence amyloïde se reconnaît encore très facilement grâce à une solution aqueuse de violet de

(1) Cornil et Ranvier loco citato. II, 594.

gentiane. Dans les coupes traitées de la sorte on voit des éléments atteints de dégénérescence amyloïde se colorer en rouge brun, et trancher par leur coloration sur l'aspect des autres éléments du rein qui ont au contraire une teinte violacée. La dégénérescence amyloïde atteint surtout les glomérules, elle débute toujours par eux ou par les vaisseaux et ce n'est que secondairement que les autres éléments sont pris.

Or dans les nombreuses coupes de reins tuberculeux, que nous avons examinées, nous avons toujours remarqué que les glomérules étaient relativement peu atteints, et nous avons déjà insisté sur ce fait à différentes reprises. En outre après avoir traité des coupes par le violet de gentiane nous n'avons jamais observé de réaction propre à la dégénérescence amyloïde ou si cette réaction se produisait, elle ne portait que sur des parties minimes de la coupe et n'atteignait jamais que les glomérules, les tubes et le tissu conjonctifs étant toujours respectés.

Cependant nous avons eu la chance d'examiner à ce point de vue spécial, les reins de deux tuberculeux atteints dans de telles conditions qu'ils avaient tous les droits possibles à la dégénérescence amyloïde. (Observations III et V).

Dans la première de ces observations (observation III) nous voyons un jeune homme de vingt ans qui, entré dans le service de M. le docteur Labbé pour une arthrite tuberculeuse de l'articulation tibio-tarsienne avec trajets fistuleux multiples, pour laquelle on dut lui pratiquer l'amputation de la jambe, vint mourir de tuberculose pulmonaire dans le service de notre maître M. le *docteur Millard*.

A l'autopsie, nous avons trouvé des reins présentant toutes les lésions que nous considérons comme propres *à la tuberculose. L'épithélium à bâtonnets avait subi la* dégénérescence graisseuse, se colorait mal par le picro-carmin, les noyaux n'étaient plus colorés par l'hématoxyline, en un mot il présentait tous les caractères de la nécrose de coagulation de Colmheim.

Un certain nombre des coupes de ces reins ont été traitées par la solution aqueuse de violet de gentiane, et nous n'avons trouvé que de rares glomérules prenant sous l'influence de ce réactif la coloration brunâtre caractéristique de la dégénérescence amyloïde, et il nous a été impossible de retrouver cette coloration au niveau des tubes et encore moins au niveau des faisceaux du tissu conjonctif.

Etant donné que la dégénérescence amyloïde s'est rencontrée dans ces reins, sur de rares points, il est vrai, mais qu'enfin elle y existait, nous ne nous croirions pas en droit de tirer aucune conclusion de cette observation si nous n'avions pas fait une contre-épreuve, c'est-à-dire si nous n'avions pas recherché dans ces coupes le bacille de Koch. La méthode d'Erlich nous a permis d'y trouver des bacilles, en petit nombre il est vrai, mais cependant très nets, bacilles occupant les espaces péri-glomérulaires, et les mailles du tissu cellulaire entourant les tubes contournés.

Nous croyons qu'en présence de ces deux constatations la présence des bacilles de Koch d'une part et la localisation de la réaction caractéristique de la dégénérescence amyloïde à quelques rares glomérules alors que les autres parties du rein étaient absolument indemnes de dégénérescence d'autre part ; on ne peut nier l'origine tuberculeuse de ces lésions.

Dans la seconde de ces observations, qui nous a été communiquée par notre excellent collègue et ami Reboul, nous voyons une femme qui, à la suite d'une tuberculose des organes génito-urinaires, eut un phlegmon périnéphrétique, ouvert en 1888, mais à la suite de ce phlegmon il persista une fistule au niveau de la dernière côte gauche. Par conséquent il y eut à ce niveau pendant plusieurs mois, une suppuration prolongée ; et cette malade avait donc de ce fait toutes les raisons possibles pour faire de la dégénérescence amyloïde du rein.

Par suite de la présence dans les urines d'une quantité considérable de pus, fait qui suffirait à lui seul pour expliquer la présence de l'albumine dans les urines, et en outre par suite de douleurs très vives, et surtout de la persistance du trajet fistuleux entretenu par l'état du rein on fit la néphrectomie ; sur les coupes de ce rein que nous avons été à même d'examiner nous avons trouvé les lésions que nous avons décrites plus haut et que nous considérons comme caractéristiques de la néphrite tuberculeuse, il y avait en outre de nombreuses granulations miliaires siégeant dans la substance corticale et facilement reconnaissables aux cellules géantes entourées de nombreuses petites cellules embryonnaires.

Sur aucune préparation il ne nous a été possible de trouver trace de dégénérescence amyloïde du rein, sur aucun point les glomérules traités par la solution aqueuse du violet de gentiane, n'ont pris la teinte rouge brunâtre caractéristique de cette dégénérescence.

L'examen bactériologique n'a pas été fait mais, après ce que nous avons vu dans les coupes du rein du premier malade, nous croyons pouvoir affirmer, sans crainte de démenti, que ce second rein était bien un rein tuberculeux et que les lésions qu'il présentait ne pouvaient en aucune façon être imputées à la dégénérescence amyloïde.

Les lésions que nous avons avons rencontrées dans les reins que nous avons examinés, ne sont donc pas dues à la dégénérescence amyloïde et elles présentent au contraire les plus grandes analogies avec les lésions que M. le professeur Bouchard décrit dans la revue de médecine comme caractéristiques des néphrites infectieuses (1). Voici ce que dit M. Bouchard.

« Quels sont les caractères anatomo-pathologiques, de ces néphrites infectieuses (1)?

« Les reins sont parfois augmentés de volume et de poids, leur capsule présente son aspect et son adhérence ordinaires. La substance corticale apparaît tantôt grisâtre, tantôt congestionnée et parsemée de tractus blanchâtres. La substance médullaire garde son aspect normal.

« Sur ces reins ainsi modifiés, l'anatomie pathologique microscopique révèle l'intégrité des tubes de Henle, l'altération catarrhale des tubes collecteurs et une altération considérable des tubuli contorti.

« Dans ces tubuli contorti, les cellules épithéliales restées en place, sont boursouflées et soudées entre elles La masse cellulaire est absolument granuleuse, et l'hématoxyline ne parvient plus à colorer leur noyau (Renault) » et plus loin :

« Les glomérules paraissent sains mais nous avons pu voir la capsule glomérulaire distendue par du sang. »

Toutes ces lésions à part celles siégeant au niveau du glomérule et que nous n'avons pas rencontrées d'une façon constante (d'ailleurs M. Bouchard ne les a également rencontrées que dans un certain nombre de cas) ne sont-elles pas celles que nous avons décrites comme se rencontrant toujours dans les reins tuberculeux que nous avons examinés, qu'elles accompagnent ou non des granulations ou des cavernes tuberculeuses? En outre nous avons rencontré constamment sur ces mêmes coupes, la nécrose de coagulation de Conheim, nécrose sur laquelle M. le professeur Straus et après lui M. Gau-

(1) Bouchard, Revue de médecine 1881, page 675.

cher, insistent et qu'ils considèrent comme pathognomoniques des nephrites infectieuses.

Cette néphrite infectieuse est causée par l'action directe des bacilles sur le tissu rénal.

Cornil et Babès ont signalé la présence des bacilles de Koch dans les vaisseaux oblitérés au centre des granulations tuberculeuses, et au niveau des tubuli contorti : « A la périphérie du tubercule, on voit des bacilles en quantité, qui siègent dans la partie parenchymateuse du rein, peut-être dans la cavité des tubuli altérés. »

R. Durand-Fardel a, dans un cas, vu un bacille dans la lumière même d'un vaisseau non oblitéré, ce qui tendrait à prouver que les bacilles cheminent dans l'intérieur du rein par l'intermédiaire des vaisseaux.

Baumgarten dans un mémoire sur la tuberculose expérimentale (Berlin 1885) dit : » Les bacilles tuberculeux, qui ont pénétré dans le rein, apparaissent d'abord partie dans les anses goméruIaires, *partie dans l'épithélium des canaux contournés*, où ils sont parvenus, vraisemblablement soit en sortant des vaisseaux capillaires voisins, soit, chose possible, vu la proximité des glomérules, qu'ils aient été amenés là par le courant de l'urine. »

Nous n'avons pas eu la chance de rencontrer de bacilles dans l'intérieur des tubuli contorti, mais nous en avons vu dans les mailles du tissu conjonctif, qui entourent ces canaux, aussi est-ce la première des deux hypothèses émises par Baumgarten, qui nous paraît la plus vraisemblable.

Les lésions de l'épithélium à bâtonnets sont donc causées par l'action directe des bacilles, et en effet il faut que les bacilles agissent directement et par eux-mêmes pour déterminer des lésions des tubuli contorti ainsi que l'a démontré M. Charrin. Cet auteur, en recherchant si les bacilles du pus bleu agissaient par eux-mêmes ou par la substance chimique définie contenue dans ce pus *la pyocyanine,* a démontré qu'avec un liquide présentant toutes les réactions et la coloration de la pyocyanine, mais ne contenant pas de bacilles, il fallait des quantités considérables de ce liquide pour produire une albuminurie transitoire et sans néphrite, tandis qu'en opérant avec un liquide contenant des microbes on pouvait les retrouver dans l'urine et on déterminait une néphrite diffuse.

Les observations rapportées par les différents auteurs au sujet de la localisation des bacilles tuberculeux dans le rein, tendent à prouver que les choses se passent de la même façon qu'avec le pus bleu. Nous croyons donc pouvoir dire que cette néphrite dont nous avons observé les lésions chez un certain nombre de tuberculeux, est bien une néphrite infectieuse causée par l'action directe des bacilles de Koch.

ETIOLOGIE

D'après ce que nous venons de dire à propos de la pathogénie de cette néphrite tuberculeuse, il semble qu'elle doive se rencontrer chez tous les tuberculeux. Bien qu'ayant examiné un certain nombre de reins de tuberculeux, notre expérience de la question est encore trop récente et surtout trop insuffisante pour que nous puissions nous prononcer. Cependant sur tous les reins sans exception nous avons rencontré, à des degrés variables, les lésions que nous avons décrites, et dans cet examen nous avons agi avec circonspection, éliminant de parti pris tous les reins présentant des lésions de putréfaction et tous les reins de malades ayant succombé avec des phénomènes d'asphyxie trop rapide et trop intense, afin de ne pas confondre les lésions dues à la congestion avec celles dues exclusivement à l'action directe des bacilles tuberculeux sur le rein.

Dans tous les cas, les deux reins étaient atteints souvent à des degrés variables, mais tous les deux présentaient des lésions irrécusables de néphrite infectueuse. Dans un cas (observation I) sur lequel nous reviendrons plus loin, le rein droit, creusé de cavernes énormes, laissait à peine quelques tubes perméables à l'urine, et le rein gauche ne présentait ni granulations miliaires, ni tubercules de Laënnec, ni cavernes, mais l'épithélium à bâtonnets des tubuli contorti et des branches ascendantes des tubes de Henle étaient déjà fortement atteints et la nécrose de coagulation était des plus nettes, de même d'ailleurs que dans les portions encore subsistantes du rein droit.

Ainsi donc, de ce que chez un tuberculeux ayant un rein creusé de cavernes, l'autre rein ne présente ni cavernes ni granulations, il ne faut pas se hâter d'affirmer que ce dernier est sain. L'influence infectieuse des bacilles s'est fait sentir sur les deux organes mais à des degrés différents.

En effet c'est certainement le même agent qui agit différemment suivant les cas, produisant chez les uns des lésions nettement tuberculeuses et connues depuis longtemps, chez les autres une néphrite infectieuse. Depuis que la découverte du bacille de Koch a fixé d'une façon irrécusable la théorie de l'unité de la tuberculose il n'est plus permis de penser autrement et de faire intervenir deux agents différents pour expliquer ces lésions en apparence dissemblables.

Il est certain cependant que les conditions dans lesquelles agit cet agent unique diffèrent suivant les cas. Tantôt la maladie a une marche chronique, les bacilles n'arrivent au niveau du filtre rénal qu'en petite quantité et successivement leur action est plus lente, ils n'agissent sur l'épithélium que petit à petit et en quelque sorte par poussées successives, et c'est dans ces cas que l'on rencontre exclusivement les lésions de la néphrite infectieuse, tantôt au contraire, la maladie a une marche plus rapide, aiguë ou subaiguë, les bacilles sont entraînés en masse par le courant sanguin, et déterminent au niveau du filtre rénal des embolies septiques comme en ont signalé Cornil et Babès, embolies qui déterminent dans les tissus environnants des mortifications et qui aboutissent à la formation de cavernes tuberculeuses qu'elles aient été précédées ou non de la formation de granulations miliaires. A côté de ces points sur lesquels l'action des bacilles porte plus énergiquement il en existe d'autres au niveau desquels les bacilles agissent plus lentement et en plus petite quantité et alors déterminent des lésions de néphrite.

Dans d'autres cas au contraire, le processus aigu vient se greffer sur un processus chronique et la néphrite est préexistante à la formation des cavernes, au lieu d'agir simultanément comme dans les premiers cas.

Il est très probable que chez les individus présentant déjà une tare du côté des reins ou chez ceux qui, de par une lésion du système artériel, comme l'athérome par exemple, sont prédisposés aux néphrites, les lésions tuberculeuses du rein doivent évoluer plus rapidement et devenir plus graves. Pour résoudre ce point il faudrait des observations encore plus nombreuses que celles que nous possédons et dirigées spécialement sur ce point de la question, aussi ne faisons-nous que l'indiquer.

Les bulletins de la Société anatomique contiennent un certain nombre d'observations de tuberculose exclusivement localisée aux organes génito-urinaires, comme d'autre part Cayla a démontré par des observations et des expériences personnelles que dans la tuberculose des organes génito-urinaires, la tuberculose du rein précédait toujours la tuberculose des parties inférieures de l'appareil génito-urinaire, et que l'infection suivait le cours de l'urine ; il nous est permis de dire que dans la tuberculose le rein est un des premiers organes atteints, peut-être même dans beaucoup de cas le premier.

Ce dernier point méritait d'être établi par des expériences ; il serait, en effet, intéressant de savoir si sur des cobayes des inoculations de bacilles de Koch détermineraient une tuberculose rénale avant toute autre lésion. Malheureusement nous n'avons pas pu nous procurer à temps une culture pure de bacilles, et c'est d'ailleurs une question sur laquelle nous nous proposons de revenir ultérieurement. Jusqu'à présent les expériences faites par Cayla et relatées dans sa thèse n'ont rien prouvé à ce point de vue ; mais la question est assez intéressante pour mériter d'être reprise.

SYMPTOMES

La symptomatologie de la tuberculose rénale est encore des plus obscures, surtout pour la forme qui nous occupe spécialement : la *néphrite tuberculeuse*. Et si la tuberculose rénale se rattachant à la tuberculose génito-urinaire est un peu mieux connue, grâce aux travaux des chirurgiens, la tuberculose rénale au point de vue médical présente bien peu de symptômes. Barthez et Rilliet n'ont noté ni douleur, ni tuméfaction, ils n'ont rencontré l'albuminurie que très rarement et n'ont observé que deux cas d'anasarque. Rayer considère un seul symptôme comme pouvant permettre d'affirmer la tuberculose rénale : c'est la présence dans l'urine de débris de matière tuberculeuse. Mais pour que la matière caséeuse passe dans l'urine, outre qu'elle pourrait y être amenée par une tuberculose des uretères ou de la vessie, il faut que le rein soit fortement dégénéré, qu'il soit creusé de cavernes, et alors, bien souvent, d'autres symptômes peuvent mettre sur la voie du diagnostic.

En effet, lorsque le rein est creusé de cavernes tuberculeuses, à moins que la caverne ne soit très circonscrite, ce qui est rare, le rein est augmenté de volume, et dans certains cas, cette augmentation de volume peut être telle qu'elle en impose pour une tumeur du petit bassin, comme dans l'observation de Perret, où le rein droit creusé de cavernes tuberculeuses et très hypertrophié avait été pris pour un cancer de l'ovaire.

En outre, ces reins malades peuvent entraîner une inflammation du tissu conjonctif péri-rénal, déterminer des phlegmons péri-néphrétiques, et dans certains cas, causer des fistules persistantes que l'on ne peut tarir qu'en pratiquant la néphrectomie (observation XVIII).

Outre l'augmentation de volume, qui peut être reconnue par un examen attentif et pratiqué suivant les règles que Guyard a formulées, d'après M. le professeur Guyon, ces reins hypertrophiés donnent lieu à des douleurs, souvent très vives, et pouvant simuler des crises de coliques néphrétiques.

Mais si, dans ces cas de reins hypertrophiés, on peut rencontrer ces symptômes facilitant le diagnostic, il n'en est plus de même lorsque l'on se trouve en présence de reins atteints de granulations miliaires, et surtout de reins atteints de néphrite tuberculeuse, alors les symptômes sont réduits à bien peu.

M. Brissaud, dans un article de la *Gazette hebdomadaire*, cite comme symptômes l'augmentation de volume du rein, les douleurs lombaires qui peuvent simuler un lumbago, ou au contraire donner naissance à des irradiations douloureuses simulant des crises de coliques néphrétiques.

Quant à l'anasarque et à l'albuminurie, observées par MM. Cadet de Gassicourt, Le Gendre et Revillod, ce sont des symptômes des plus rares et sur lesquels on ne peut se fonder pour affirmer le diagnostic ; dans deux cas de destruction presque complète des deux reins par le processus tuberculeux, M. Lancereaux n'a trouvé ni œdème, ni albumine.

Dans la néphrite tuberculeuse, les symptômes font encore plus souvent défaut ; chez un grand nombre de malades, chez lesquels nous avons, à l'autopsie, trouvé des lésions évidentes de néphrite nous n'avons rencontré l'albumine que très rarement, et encore lorsque l'albuminurie existait, était-elle intermittente. Quant aux deux symptômes cités plus haut et sur lesquels insistent les auteurs, nous ne les avons pas rencontrés et on le conçoit facilement, les reins atteints de néphrite tuberculeuse n'étant que très peu augmentés de volume ; les malades ne nous ont jamais accusé de douleurs ; ces douleurs sont peut-être dues à l'augmentation de volume du rein?

M. Brissaud insiste surtout sur les modifications de la sécrétion urinaire, et c'est en effet de ce côté que l'on rencontrera le plus de symptômes permettant de diagnostiquer la tuberculose rénale. Il cite comme l'un des premiers symptômes de cette affection, une hématurie assez abondante, revenant souvent sans cause appréciable, et qui, pour lui serait analogue à l'hémoptysie du début de la tuberculose pulmonaire. Dans certains cas, ces hématuries sont, avec des douleurs lombaires, les seuls symptômes de la tuberculose rénale, ainsi que M. Tapret en a rapporté une observation.

En dehors des hématuries, on observe fréquemment de la polyurie sans albumine ni sucre, et que dans bien des cas on a considérée comme physiologique. Cette polyurie est tantôt permanente, tantôt revenant par accès. L'urine est trouble et décolorée et elle ne s'éclaircit jamais.

Si on fait des analyses de l'urine des tuberculeux au point de vue chimique, on voit que le taux de l'urée, excepté dans les cas où le malade est pour ainsi dire mourant, n'a pas beaucoup diminué, et encore dans une analyse, nous avons trouvé 8 gr. 50 d'urée pour 0,75 d'urine émise par un malade qui est mort à peine 24 heures après.

L'acide phosphorique éliminé, de même que l'urée, subit peu de modifications 2 grammes à 2 grammes 20, au lieu de 3 grammes à l'état normal; mais il n'en est pas de même pour le chlorure de sodium. En moyenne un individu bien portant, bien que cette élimination dépende de son mode d'alimentation, élimine de 12 à 15 grammes de chlorure de sodium dans les 24 heures, et dans les polyuries dues aux maladies chroniques comme le diabète par exemple, le taux de chlorure de sodium augmente, et peut être porté à 20 grammes. Or, dans la tuberculose les malades éliminent moins de chlorure de sodium qu'à l'état normal; dans nos différentes analyses nous avons trouvé de 5 à 9 grammes de chlorure de sodium. Nous donnons ici trois analyses d'urine de tuberculeux, analyses que nous devons à l'obligeance de M. Dehenne interne en pharmacie. La première de ces analyses est celle de l'urine du malade dont nous parlons plus haut et qui est mort 24 heures après, les deux autres proviennent de malades chez lesquels la tuberculose était beaucoup moins avancée.

Analyse n° 1.

Quantité d'urine émise en 24 heures.........	0 litre	75
Urée..	8 gr.	50
Acide phosphorique..........................	1	40
Chlorure de sodium..........................	4	75

Analyse n° 2.

Quantité d'urine émise en 24 h.	2 litres 500				
Urée........................	7 gr.	60 par lit.	19 gr.		en 24 h.
Acide phosphorique.........	1	50 »	4	50	»
Chlorure de sodium	3	25 »	9	75	»

Analyse n° 3.

Quantité d'urine émise en 24 h.	2 litres.				
Urée........................	6 gr.	05 par lit.	12 gr.	10 en	24 h.
Acide phosphorique..........	1	10 »	2	20	»
Chlorure de sodium.........	3	20 »	6	40	»

On voit donc qu'en dehors d'une polyurie intermittente et d'une albuminurie passagère, les urines des tuberculeux n'ont de particulier qu'une légère diminution de la quantité de chlorure de sodium émise en 24 heures ; mais ce dernier caractère ne peut être d'un grand secours pour le diagnostic de la tuberculose rénale. En effet dans son article *Urine* du dictionnaire Jaccoud, notre maître, M. Danlos, s'exprime ainsi au sujet de l'élimination du chlorure de sodium : « Le chiffre quotidien du chlore éliminé par un malade, dépend essentiellement de ce qu'il mange et a peu de valeur au point de vue du diagnostic de son affection » (1).

Churchill, Teissier, Larcher, etc... ont prétendu qu'il existait, au début de la tuberculose pulmonaire, un excès dans l'excrétion de l'acide phosphorique et des phosphates de l'urine. Mais Stockvis a démontré qu'il n'y avait pas de règle fixe et que l'analyse des phosphates ne pouvait être dans pareil cas d'aucune utilité pour le diagnostic. Dans plusieurs cas où nous avons recherché l'acide phosphorique et les phosphates dans l'urine des malades, soumis à notre observation, nous n'avons pas trouvé d'augmentation dans l'excrétion de ces éléments, ainsi qu'on le voit dans les trois analyses que nous avons cité comme exemples. Bien que notre observation ait porté sur un assez grand nombre de tuberculeux, il faudrait des recherches beaucoup plus nombreuses pour que l'on puisse émettre une opinion. Cependant, d'après nos recherches personnelles, nous sommes disposés à nous ranger à l'opinion de Stockvis.

On voit donc que les symptômes locaux de la tuberculose rénale sont peu nombreux : dans certains cas une augmentation de volume de l'organe malade, augmen-

(1) Dict. Jaccoud. Tome XXXVII, page 418.

tation qui, lorsqu'elle existe, est rendue facilement perceptible par le peu d'épaisseur de la paroi abdominale des malades soumis à l'examen; des douleurs pouvant simuler des crises de coliques néphrétiques, mais alors les crises se terminent par le rejet d'un caillot de sang au lieu du rejet d'un calcul urinaire. Ces deux premiers symptômes s'observent surtout chez les malades porteurs de gros reins creusés de cavernes.

A ces deux premiers symptômes viennent s'en ajouter d'autres que l'on rencontre dans tous les cas de tuberculose rénale, mais qui peuvent bien plus facilement passer inaperçus. Ce sont d'abord l'hématurie, ensuite une polyurie intermittente s'accompagnant d'une albuminurie transitoire et d'une diminution dans l'excrétion des chlorures.

Ces symptômes locaux sont donc bien peu accentués et si leur ensemble permet, lorsque l'on a la chance de les rencontrer réunis, d'avoir de fortes présomptions en faveur de l'existence de la tuberculose rénale, on ne peut cependant pas, en se basant sur eux seuls, affirmer l'existence de cette affection. Un seul signe permet de l'affirmer d'une façon absolue : c'est la présence dans l'urine du bacille de Koch. Mais malheureusement, la recherche du bacille tuberculeux dans l'urine est des plus difficile, ainsi que l'ont fait remarquer Cornil et Babès et de Gennes; aussi, si lorsque l'on constate leur présence, on est en droit d'affirmer catégoriquement la tuberculose rénale, on ne peut, de ce que l'on ne les a pas observés, en conclure à la non existence de cette affection.

Si des symptômes locaux, un seul, le dernier, est pathognomonique, les symptômes généraux ne sont pas d'un secours beaucoup plus grand pour le diagnostic de cette affection. En effet les symptômes généraux sont bien plutôt dus à la tuberculose pulmonaire qui, dans la majorité des cas, finit tôt ou tard par compliquer la tuberculose rénale et par occuper le premier plan par les symptômes très accentués qu'elle présente ; ou, si en dehors de la tuberculose pulmonaire les symptômes généraux sont assez accentués, c'est qu'ils sont dus à une tuberculisation des organes urinaires.

La marche de la tuberculose limitée seulement aux reins est en effet généralement lente; c'est ainsi que M. Tapret cite l'observation d'un malade examiné successivement par Dolbeau, Paget et notre maître M. Millard, et chez lequel les douleurs lombaires compliquées d'hématurie furent, pendant plus de deux ans, les seuls symptômes d'une tuberculose locale du rein, dont l'autopsie donna la preuve. Ce n'est qu'exceptionnellement que la cachexie survient rapidement dans la tuberculose rénale, et c'est pourquoi il est très rare de trouver des observations de tuberculose limitée exclusivement au rein, la tuberculose finissant presque toujours par attaquer un organe comme le poumon dans lequel elle marche d'autant plus vite que le rein organe d'élimination est plus malade, et les symptômes pulmonaires ne tardent pas à primer les symptômes rénaux. C'est pourquoi, même à l'autopsie, l'observation porte surtout sur les lésions pulmonaires qui ont attiré l'attention pendant la vie, les lésions rénales passant souvent inaperçues.

Cependant dans certains cas, la tuberculose rénale peut être assez avancée pour que, même lorsqu'il existe de la tuberculose pulmonaire, ce soient les symptômes rénaux qui dominent. Ces cas sont ceux, excessivement rares d'ailleurs, où l'albuminurie est abondante et persistante. Alors le malade urine peu et il meurt d'urémie soit comateuse, soit gastrique. Les quelques cas que nous avons pu relever et dans lesquels les malades sont morts d'urémie nous semblent des plus instructifs en ce qui concerne la règle d'examiner souvent les urines des malades, car, sans cet examen on pourrait très bien rapporter à des troubles gastriques ou nerveux, causés par la localisation de la tuberculose au niveau de l'estomac ou des centres nerveux, des troubles qui, en réalité, sont sous la dépendance de la tuberculose rénale et ne sont que des manifestations de l'urémie.

Mais il est certain que ces cas dans lesquels l'albuminurie prime tous les autres symptômes, sont des plus rares; et le plus souvent la tuberculose rénale ne se révélant à l'observateur que par très peu de signes précis, risquera de passer inaperçue.

Un seul signe en effet permet d'affirmer la localisation de la tuberculose dans le rein : c'est la présence du bacille de Koch dans l'urine.

PRONOSTIC

Si les symptômes de la tuberculose rénale, surtout dans la forme de néphrite infectieuse sont souvent des plus vagues, et s'il est généralement difficile d'en affirmer le diagnostic d'une façon absolue, nous avons vu d'autre part que la localisation de la tuberculose du côté du rein se produisait dans presque tous pour ne pas dire dans tous les cas d'infection tuberculeuse. Cette lésion doit donc avoir un retentissement sur l'évolution de la maladie et activer la déchéance organique si elle se produit rapidement.

En effet, c'est par les reins que s'élimine une partie des substances toxiques contenues dans le sang. M. le professeur Bouchard s'exprime ainsi à ce sujet :

« En résumé, le sang contient, nous le savons, une réserve de poison ; il en élimine incessamment une petite quantité par les reins, il en reçoit des tissus une quantité égale ; il en renferme donc à l'état normal une certaine quantité.

« Si l'élimination est entravée, et que l'apport continue, l'accumulation de matière toxique produit l'intoxication (1). »

Or, le rein étant le principal des organes d'émonction, et un émonctoire parfait puisqu'il est incapable à l'état physiologique, de résorber une partie des produits

(1) Bouchard. Auto-intoxications, page 81.

qu'il élimine, si une des portions principales du rein au point de vue de l'émonction vient à ne plus fonctionner, l'absorption des produits toxiques éliminés dans l'urine se fait d'autant moins bien que les lésions sont plus accentuées.

Or, dans la tuberculose rénale, ces conditions se rencontrent de très bonne heure; en effet, les parties les premières et les plus profondément atteintes sont les cellules qui constituent l'épithélium à bâtonnets, cellules qui, ainsi que tout le monde le sait, occupent avec les glomérules le premier rang parmi les portions excrétantes du rein.

De par le fait du défaut d'excrétion de ces cellules ce ne sont pas seulement les poisons que l'on rencontre dans le sang à l'état physiologique qui ne sont pas éliminés, ce sont encore des produits éminemment toxiques, les bacilles qui sont absorbés en même temps que les poisons et qui rendent encore plus graves les phénomènes d'auto-intoxication.

La localisation de la tuberculose au filtre rénal donne donc une gravité toute particulière à la maladie.

Mais ce n'est pas seulement la question que nous voulons envisager ici, au point de vue de la tuberculose y a-t-il avantage à faire l'ablation d'un rein franchement tuberculeux et que l'examen clinique permet d'affirmer tel ?

Nous ne le croyons pas, et nous estimons que l'on ne doit recourir à la néphrectomie que dans les cas ou la tuberculose rénale crée de par elle seule des complications spéciales et peut ainsi entraîner la mort du malade. Nous croyons que dans le cas présent il serait bon de suivre une ligne de conduite opposée à celle que l'on suit dans bien des cas de tuberculose locale, et qui consiste à enlever ces foyers pour empêcher leur dissémination. Pour nous, il nous semble que dans la tuberculose rénale on fera bien de suivre les anciens préceptes d'après lesquels il fallait éviter de toucher à un foyer de tuberculose locale, de crainte de donner un coup de fouet à la maladie générale.

Nous savons que depuis les progrès de la méthode antiseptique, dès que l'on a soin de faire l'ablation complète du foyer ces craintes sont pour la plupart des cas réduites à néant; aussi n'est-ce pas cette raison qui nous fait parler ainsi. Nous avons vu en effet que les deux reins étaient généralement atteints par la tuberculose, dans bien des cas ils peuvent l'être à des degrés différents mais ils le sont toujours tous les deux.

En enlevant un des deux reins, on laisse donc pour accomplir une émonction qui à l'état normal, nécessite deux reins; un seul organe, et un organe malade. Il est certain que si en enlevant le rein le plus malade on enlevait un organe inutile une sorte de caput mortuum on aurait raison d'agir. A quoi bon, en effet, laisser subsister un organe tuberculeux qui ne peut être d'aucun secours, et peut au contraire être le point de départ d'une nouvelle poussée infectieuse?

Mais généralement il n'en est pas ainsi ; le rein, quelque malade qu'il soit, présente toujours des portions sinon indemnes, au moins encore perméables à l'urine et pouvant concourir à l'émonction ; par conséquent ce rein malade est encore utile et en contribuant à l'accomplissement du travail qui est échu au filtre rénal il soulage d'autant l'autre rein déjà malade lui-même, bien qu'à un degré moindre.

En effet en juillet 1838 Pasquet présentait à la société anatomique un rein fortement dégénéré tous les cônes de la substance corticale, sauf une partie de l'un deux étaient convertis en matière tuberculeuse, et cependant il put manifestement faire suinter de l'urine du mamelon des cônes qui n'étaient pas entièrement tuberculisés. (Observation XIX). Nous avons pu nous-même observer deux cas analogues. (Observations I et XVIII).

Dans le premier cas nous avons trouvé à l'autopsie d'un malade mort de tuberculose pulmonaire dans le service de M. le docteur Guyot, le rein droit considérablement augmenté de volume ; il était creusé d'une vaste caverne tuberculeuse se subdivisant en trois loges et arrivant presque jusqu'à la capsule, il ne restait qu'une mince couche de tissu rénal à la périphérie et de minces travées entre les différentes loges constituant la caverne ; or l'examen histologique nous a montré que ces minimes portions de la substance rénale, bien que présentant les lésions caractéristiques de la néphrite tuberculeuse, étaient cependant encore perméables à l'urine et par conséquent participaient au travail de l'émonction.

La seconde observation se rapporte à une malade à laquelle M. Labbé dut faire la néphrectomie pour des fistules persistantes de l'hypochondre gauche, dues à l'inflammation du tissu cellulaire péri-rénal entretenue par un rein tuberculeux.

Le rein enlevé était infiltré de granulations miliaires et l'examen histologique nous a montré dans ce second cas comme dans le premier, qu'il existait encore des portions perméables à l'urine.

Nous croyons que dans ces conditions, excepté lorsque le rein détermine des phlegmons péri-néphrétiques et des fistules intarissables, comme dans la dernière observation que nous venons de citer, il vaut mieux ne pas en faire l'ablation dans la crainte que l'autre rein déjà malade lui-même ne soit alors exposé à une infection plus rapide, et ensuite étant insuffisant pour l'élimination des produits toxiques, la rétention de ces produits n'accélère la marche de l'infection générale de l'organisme.

OBSERVATIONS

Observation I (personnelle).

Tuberculose pulmonaire et rénale. Cavernes tuberculeuses du rein droit.

Le nommé X... âgé de 22 ans, entré le 22 juillet 1880 à l'hôpital Beaujon, salle Sandras, n° 10, service de M. Guyot (1) (suppléé par M. Merklen).

L'histoire clinique de ce malade se borne à peu de choses. N'ayant jamais été malade et n'ayant aucune tare héréditaire, il a commencé à tousser depuis un an; depuis, il a eu plusieurs hémoptysies et a beaucoup maigri. Depuis six mois il éprouve des douleurs au niveau de la région lombaire, surtout du côté droit.

On trouve des signes cavitaires au sommet droit et des craquements secs au sommet gauche.

Léger œdème des cuisses — jamais d'hématurie, mais de l'albumine dans l'urine.

Le malade meurt le 20 août.

(1) Les notes qui nous ont servi à rédiger la partie clinique de cette observation nous ont été fournies par M. Terson, externe du service.

A l'autopsie nous trouvons des lésions pulmonaires très avancées, caverne au sommet droit et cavernules au sommet gauche.

Mais c'est surtout l'appareil urinaire qui attire notre attention.

Le rein droit considérablement augmenté de volume, il a près de deux fois son volume normal, remonte fortement en haut et descend en bas jusqu'au voisinage de la crête iliaque. Il a un aspect bosselé et est blanchâtre, en le coupant il s'échappe de son intérieur un liquide louche, puriforme, et on voit alors qu'il est creusé par une cavité s'étendant depuis les calices distendus jusqu'au voisinage de la capsule, et présentant dans la zone corticale, trois subdivisions séparées par de minces zones de tissu sain ; à la périphérie il n'existe plus qu'une mince bandelette de substance rénale. Les parois de cette cavité sont tapissées par une sorte de fausse membrane grisâtre et tomenteuse. Les calices et le bassinet sont fortement distendus par une matière blanc sale puriforme, analogue à celle remplissant la caverne elle-même.

Le rein gauche a son volume normal, mais il a un aspect blanchâtre anémié, les vaisseaux tranchant par leur teinte rouge sur le fond blanc du tissu rénal lui donnent un aspect tacheté. La coupe est luisante et en raclant légèrement la surface on enduit le couteau d'une mince couche graisseuse, la substance médullaire, bien qu'un peu plus colorée que la substance corticale, tranche à peine sur cette dernière et les pyramides de Malpighi semblent, sur certains points, se confondre insensiblement avec les pyramides de Ferrein.

L'examen histologique et bactériologique de ces reins nous a montré que : 1° les parois de la caverne étaient constituées par du tissu conjonctif condensé ; 2° tout autour de ces parois existaient de nombreuses cellules embryonnaires ; 3° les parties non détruites par le processus pathologique étaient constituées par le tissu rénal lui-même fortement altéré, puisque l'épithélium des tubes contournés avait un aspect louche graisseux, et présentait tous les caractères de la nécrose de coagulation. Enfin nous avons pu voir d'une façon indiscutable des bacilles tuberculeux disséminés, surtout dans la zone entourant la caverne.

Le rein gauche présentait les mêmes lésions histologiques que les parties non détruites du rein droit.

Les parois des uretères étaient épaissies et leur cavité distendues. La vessie avait sa muqueuse congestionnée, mais il n'y avait pas d'ulcérations à son niveau. Toutes les autres portions de l'appareil génito-urinaire étaient saines.

Observation II (personnelle).

Tuberculose aiguë. — Granulations tuberculeuses des reins. — Néphrite tuberculeuse.

La nommée H... Marie, 30 ans, ménagère, entre le 30 juillet 1880 à l'hôpital Beaujon, salle Gübler, lit 16, service de M. Millard.

Cette femme qui a perdu son mari de tuberculose il y a six mois et qui, trois mois auparavant, avait perdu une petite fille de méningite, a commencé à tousser il y a six semaines, ses forces ont diminué rapidement, elle a beaucoup maigri et elle sue la nuit.

Lorsqu'elle entre dans le service elle a l'aspect thyphique la langue est sale, rotie, le ventre ballonné, il y a un peu de diarrhée, la rate est grosse, température 39°6.

Mais il n'y a pas de taches rosées, en outre, il existe, en plus de nombreux râles de congestion pulmonaire et de petits foyers de râles crépitants disséminés, des signes de commencement de ramollissement au sommet gauche du poumon.

La température reste élevée le soir, mais le matin elle tombe à 38, 37°8.

Les symptômes d'adynamie s'accentuent de plus en plus et la malade meurt le 13 août.

A l'autopsie on trouve les tubercules ramollis disséminés sur la surface des deux poumons, et une petite caverne au sommet gauche.

La rate est volumineuse, et comme farcie de petits points

blanchâtres qui ne sont autre chose que des granulations tuberculeuses.

Le foie ne présente pas de granulations analogues, mais il est gras et a l'aspect d'un foie tuberculeux ordinaire.

Les reins ne sont pas augmentés ni diminués de volume, ils sont seulement anémiés, la capsule se détache assez facilement exceptés en un ou deux points, où elle entraîne avec elle une minime quantité de tissu rénal

Le rein droit est luisant,graisseux à la coupe, ses deux substances se confondent en bien des points, et l'aspect général du rein est blanchâtre, mais on n'y trouve en aucun point de granulations tuberculeuses.

Le rein gauche, outre cet aspect spécial du rein, présente quatre granulations tuberculeuses disséminées dans le tissu rénal.

L'examen histologique nous a permis de reconnaître que dans les points où il existait des granulations tuberculeuses, ces granulations constituées par des cellules embryonnaires avaient repoussé les tubes urinifères et étaient entourées d'une zone de tissu conjonctif hypertrophié. Les tubes urinifères repoussés présentaient dans leurs portions importantes les lésions caractéristiques de l'épithélium à bâtonnets, aspects granulo-graisseux et nécrose de coagulation.

Les coupes pratiquées sur le rein droit nous y ont fait reconnaître les mêmes lésions.

Observation III (personnelle).

Tuberculose pulmonaire. — Arthrite tuberculeuse de l'articulation tibio-tarsienne droite. — Amputation. — Néphrite tuberculeuse.

Le nommé R... Pierre, 20 ans, charron.

Ce malade, qui n'a aucun antécédent héréditaire ou personnel est entré au commencement du mois d'août 1889, à l'hôpital Beaujon, dans le service de M. Labbé pour une arthrite tuberculeuse de l'articulation tibio-tarsienne droite, avec trajets fistuleux multiples pour laquelle on fut obligé de lui faire l'amputation de la jambe au lieu d'élection. Le moignon se cicatrisa assez bien, mais les lésions pulmonaires, peu accentuées lors de son entrée à l'hôpital, subirent bientôt une aggravation rapide et on fit passer le malade à la salle Barth lit 19, service de M. Millard, le 24 octobre.

Le malade a un aspect cachectique très prononcé, il est pâle, amaigri et a perdu complètement l'appétit. Il tousse et crache beaucoup.

La percussion et l'auscultation de la poitrine y révèlent de la matité aux deux sommets, surtout à droite, du souffle avec du gargouillement au sommet droit et des craquements secs au sommet gauche.

Les urines sont légèrement albumineuses.

Le 8 novembre on constate que les signes stetoscopiques sont plus accentués au sommet gauche et qu'il y existe une caverne comme au sommet droit.

Le 17 novembre, œdème de la jambe et de la cuisse gauches l'albuminurie n'a pas augmenté.

Mort le 26 novembre.

Autopsie. — Les poumons farcis de tubercules présentent au sommet chacun une caverne, mais plus étendue à droite qu'à gauche.

Les reins ne sont pas augmentés de volume, mais ils ont un aspect blanchâtre, en outre ils présentent à la coupe une teinte graisseuse caractéristique, et les deux substances considérablement anémiées n'ont pas de limites distinctes.

Le sujet ayant eu de par des fistules dues à l'arthrite tuberculeuse de l'articulation tibio-tarsienne une suppuration prolongée il était intéressant de voir si les reins ne présentaient pas les lésions de la dégénérescence amyloïde au lieu des lésions de la néphrite tuberculeuse. Après avoir traité les coupes par le picro-carmin, l'hématoxyline et les vapeurs d'acide osmique, préparations qui nous ont permis de retrouver sur ces coupes les lésions que nous avons rencontrées sur tous les reins tuberculeux que nous avons examinés, nous avons coloré des coupes par le violet de gentiane, et nous avons vu alors que l'épithélium à bâtonnets qui constituait la partie du rein la plus attaqué n'était pas atteinte par la dégénérescence amyloïde et ne présentait pas la teinte rouge brunâtre caractéristique de cette lésion. Cette coloration n'existe qu'au niveau de quelques glomérules, et encore la quantité de ces organes atteints par la dégénérescence amyloïde était beaucoup moindre que celle des mêmes organes respectés.

Pour pouvoir affirmer la nature tuberculeuse de la lésion que nous avons observée sur ces reins, nous avons traité des coupes par la méthode d'Erlich et il nous a alors été facile de voir des bacilles tuberculeux, en petit nombre, mais cependant des plus nets, occupant les mailles du tissu conjonctif péritubulaire. Nous ne croyons donc pas qu'on puisse attribuer à la dégénérescence amyloïde les lésions que nous avons observées dans ces reins.

Les autres organes, excepté le foie qui avait l'aspect gras, étaient sains.

Observation IV (personnelle).

Tuberculose pulmonaire. — Néphrite tuberculeuse. — Cirrhose alcoolique.

Le nommé P... Eugène, 33 ans, peintre en bâtiments, entre à l'hôpital Beaujon le 15 novembre 1889, salle Barth, lit 17, service de M. Millard.

Cet homme qui n'a ni antécédents héréditaires, ni antécédents saturnins, mais qui est alcoolique, tousse depuis plusieurs années, il a eu des bronchites répétées et des hémoptysies.

La toux a beaucoup augmenté depuis deux mois, et depuis la même époque, son ventre qui était déjà gros depuis un an a atteint un volume beaucoup plus considérable.

A la percussion on trouve de la matité aux deux sommets et de la submatité dans toute l'étendue du poumon droit en arrière ; à l'auscultation, on entend du souffle et du gargouillement aux deux sommets et des râles sous-crépitants dans toute l'étendue du poumon droit en arrière.

Le foie est petit, la rate hypertrophiée, le ventre est distendu par de l'ascite en quantité notable, mais pas suffisante pour nécessiter une ponction.

Le malade a une teinte sub-ictérique et les urines contiennent du pigment biliaire en assez grande quantité. Elles sont légèrement albumineuses.

Le 20. — Œdème des membres inférieurs, l'albuminurie n'a pas sensiblement augmenté.

Le 22 et le 25 le malade a des hémoptysies très abondantes.

Le 26 l'adynamie est extrême et le malade meurt dans la soirée de phénomènes asphyxiques.

A l'autopsie, on trouve le poumon droit infiltré de tubercules, et une caverne au sommet gauche.

Le foie présente les lésions d'une cirrhose atrophique type.

Les reins fortement congestionnés diffèrent de l'aspect de ceux que nous avons examinés jusqu'alors. A la coupe, il s'en écoule une quantité de sang assez notable et, en regardant le rein obliquement, on y voit de nombreux glomérules saillants.

L'examen histologique permet de distinguer dans ces reins deux ordres de lésions, *une première série de lésions appartenant* à l'élément congestif et constituée par une glomérulite intense avec distension de la capsule de Bowman rupture même de cette capsule sur certains points, extravasation sanguine dans son intérieur.

A côté de ces lésions, que nous regardons comme dues à l'évolution relativement rapide de la dernière poussée de la maladie, il en existe d'autres sur lesquelles les premières sont en quelque sorte venues se greffer et qui sont des lésions de néphrite tuberculeuse, très nettes malgré la congestion généralisée du rein et constituées par une surcharge graisseuse de l'épithélium à bâtonnets et par la nécrose de coagulation de ce même épithélium.

Nous croyons donc qu'il y a eu dans le cas présent deux agents bien distincts qui ont agi successivement sur les reins : l'agent tuberculeux qui y a déterminé une néphrite spéciale, et la congestion qui y a déterminé la glomérulite que nous considérons comme indépendante de la tuberculose.

Observation V (personnelle).

Mal de Pott cervical. — Tuberculose pulmonaire. — Néphrite tuberculeuse.

Le nommé R... Pierre, 20 ans, garçon de salle entre à l'hôpital Beaujon, le 15 février 1889, salle Barth, lit 1, service de M. Millard.

Pas d'antécédents héréditaires. — Pleurésie droite en 1886. Traité pour un mal de Pott sous-occipital, dans le service de M. Labbé en mai 1887, il en sort après immobilisation, la tête maintenue par un collier.

Il tousse depuis trois à quatre mois et a eu à plusieurs reprises des filets de sang dans ses crachats.

A la percussion, on trouve de la matité au sommet droit en arrière et en avant, et de la submatité au sommet gauche en arrière.

A l'auscultation, on entend du souffle cavitaire et du gargouillement au sommet droit en avant et en arrière, à droite; à gauche on entend de la respiration rude et soufflante au sommet.

On remarque en outre une luxation de l'altas sur l'axis du côté gauche, et une contracture des muscles du cou du côté correspondant.

La faiblesse qui était très grande lors de l'entrée à l'hôpital va en augmentant et le malade meurt le 24 février.

A l'autopsie on trouve une arthrite alloïdo-axoïdienne avec luxation de l'altas sur l'axis.

Le poumon droit est infiltré de tubercules, et présente une caverne à son sommet. Tubercules crus au sommet du poumon gauche.

Les reins sont atteints de néphrite tuberculeuse, traités par le violet de gentiane ils ne nous ont montré que peu de glomérules atteints par la dégénérescence amyloïde tandis que l'épithélium à bâtonnets présente les réactions de la nécrose de coagulation.

Observation VI (personnelle).

Tuberculose pulmonaire. — Néphrite tuberculeuse.

La nommée M... Jeanne, 53 ans, blanchisseuse, entre le 5 mars 1889, à l'hôpital Beaujon, salle Gubler, lit 1, service de M. Millard.

Cette malade qui n'a pas d'antécédents héréditaires ou personnels, tousse depuis trois ans, mais surtout l'hiver, elle tousse davantage depuis quatre mois, elle a beaucoup maigri et elle sue la nuit.

A la percussion, on trouve de la matité au sommet gauche en arrière et sous la clavicule du même côté, et de la submatité au sommet droit en arrière.

A l'auscultation, on entend des râles humides au sommet gauche en avant et en arrière et des craquements secs au sommet droit, de la respiration rude à la base du poumon gauche.

Les urines examinées lors de l'entrée de la malade à l'hôpital, ne contiennent pas d'albumine, mais, examinées le 10 mars on y trouve un peu d'albumine qui disparaît de nouveau le 25 mars.

Les forces de la malade diminuent de plus en plus, et elle meurt le 9 avril.

A l'autopsie on trouve une infiltration complète du poumon gauche par les tubercules, une caverne au sommet du même poumon et des tubercules au sommet du poumon droit.

Les reins sont blancs mais non augmentés de volume, la capsule n'est pas adhérente; à la coupe le tissu rénal est gras et les deux substances n'ont plus de limites distinctes.

L'examen histologique nous a montré qu'il existait des lésions pathognomoniques de l'épithélium à bâtonnets et que les glomérules étaient peu atteints ; c'est à peine si sur un ou deux points nous avons pu observer de la glomérulite avec distension de la capsule de Bowman, l'espace compris entre la capsule et le glomérule étant rempli par places par des cellules dégénérées et des globules sanguins. On rencontre les mêmes éléments dans l'intérieur de la capsule.

Observation VII (personnelle).

Tuberculose pulmonaire. — Néphrite tuberculeuse.

Le nommé D.., Charles, 22 ans, valet de chambre entre à l'hôpital Beaujon, le 1er février 1889, salle Barth, lit 29, service de M. Millard.

Son père et un de ses frères sont morts tuberculeux, lui-même a eu la fièvre typhoïde, en juillet 1887.

Il est malade depuis le mois de septembre 1888, époque à laquelle il a pris froid en faisant un déménagement. Il a toussé beaucoup pendant trois semaines, puis, après une amélioration passagère, la toux a reparu vers le 15 octobre. Points douloureux à droite.

Amaigrissement. Sueurs nocturnes, l'appétit est conservé.

A la percussion, on trouve de la matité au sommet droit en avant et en arrière, et de la submatité au sommet gauche en arrière.

A l'auscultation, on entend du souffle et des craquements humides au sommet droit en avant et en arrière et de la respiration rude dans tout le reste du poumon droit ; de la respiration rude et quelques craquements secs au sommet gauche en arrière.

L'urine examinée à différentes reprises contient de l'albumine, mais en petite quantité; et il n'y à pas d'œdème symptomatique de l'albuminurie.

Le 25 mars le malade qui allait assez bien et qui s'améliorait un peu, est pris d'une nouvelle poussée à la suite d'un refroidissement et il meurt le 3 avril.

A l'autopsie, on trouve les reins un peu augmentés de volume, blanchâtres, ayant un aspect tacheté et graisseux à la coupe. En regardant cette coupe un peu obliquement, on peut y voir quelques glomérules légèrement saillants. De même que dans les autres reins atteints de néphrite tuberculeuse, les deux substances se confondent presque, et, à l'examen histologique, on trouve les cellules de l'épithélium à bâtonnets graisseuses et présentant la réaction de la nécrose de coagulation. Mais les glomérules sont plus atteints que dans les autre cas, la capsule de Browman séparée du glomérule laisse entre eux deux un espace rempli par des cellules déformées et des globules sanguins extravasés, globules que l'on rencontre également en petit nombre, dans le tissu conjonctif péri-glomérulaire.

Observation VIII (personnelle).

Tuberculose pulmonaire et laryngée. — Néphrite tuberculeuse.

Le nommé R... Arthur, 36 ans, sellier, entre à l'hôpital Beaujon le 15 février 1889, salle Barth, lit 18, service de M. Millard.

Malade depuis 5 ans, il a eu des hémoptysies à plusieurs reprises, et a été soigné à Bichat en 1889 pour une laryngite tuberculeuse dont il est encore atteint.

Le 15 février, ayant eu une hémoptysie abondante sur la voie publique, il est apporté à l'hôpital extrêmement faible et presque exsangue.

Matité aux deux sommets surtout à droite, mélange de souffle et de gargouillement aux deux sommets.

Les urines ne sont pas albumineuses.

Le 20 février, l'hémoptysie qui avait continué avec peu d'intensité depuis son entrée, cesse complètement, mais elle reparaît avec une extrême abondance le 21 et le malade meurt le 23 février.

A l'autopsie on trouve des cavernes pulmonaires aux deux

sommets et une ulcération tuberculeuse ayant presque complètement détruit la corde vocale inférieure du côté gauche.

Les reins sont graisseux, anémiés, mais non augmentés de volume et se décortiquant bien. Ils présentent les lésions de l'épithélium à bâtonnets que nous avons décrites comme se produisant dans la néphrite tuberculeuse. Surcharge graisseuse de l'épithélium et nécrose de coagulation.

Les glomérules sont relativement respectés.

Observation IX (personnelle.

Tuberculose pulmonaire. — Néphrite tuberculeuse.

Le nommé P... Victor, 52 ans, plombier, entre à l'hôpital Beaujon, salle Barth, lit 6, service de M. Millard, le 25 février 1889.

Pas d'antécédents héréditaires. Alcoolisme. Il est malade depuis 5 ans. A cette époque il a eu une pleurésie gauche, et depuis tousse surtout l'hiver.

Depuis 5 mois principalement, la toux a augmenté et elle est accompagnée de crises dyspnéiques. Jamais d'hémoptysie, mais un amaigrissement considérable et des sueurs nocturnes.

Matité aux deux sommets en arrière, surtout à droite, submatité dans toute l'étendue du poumon droit.

Souffle intense et gargouillement après la toux, au sommet droit, et râles muqueux dans les deux tiers inférieurs à droite. Respiration soufflante et rude au sommet gauche.

Les urines sont albumineuses à l'entrée du malade à l'hôpital, mais plusieurs fois l'albumine disparaît des urines, et y est remplacée par de la polyurie. Jamais d'œdème.

Le malade va en s'affaiblissant de plus en plus et il meurt le 17 mars.

A l'autopsie on trouve une vaste caverne au sommet droit, avec infiltration tuberculeuse de tout le reste du poumon droit et une cavernule en voie de formation au sommet gauche.

Les reins légèrement augmentés de volume ont un aspect

blanchâtre à la coupe, ils semblent anémiés et graisseux, la capsule se détache facilement, excepté en un ou deux points où elle entraîne avec elle des fragments de la substance rénale. A l'examen histologique on y trouve de la surcharge graisseuse de l'épithélium des tubuli contorti, et des branches ascendantes de Henle, épithélium qui présente en outre les réactions de la nécrose de coagulation; le tissu conjonctif est un peu augmenté de volume. Les glomérules ne sont pas sensiblement atteints.

Observation X (personnelle).

Tuberculose pulmonaire. — Néphrite tuberculeuse.

Le nommé B... Jean, 28 ans, valet de chambre entre à l'hôpital Beaujon, le 25 mars 1889, salle Barth, lit 25, service de M. Millard.

Père mort tuberculeux. Huit frères et sœurs morts jeunes. Il tousse depuis quatre ans, époque à laquelle il a eu une pleurésie; deux hémoptisies en août 1888 et en janvier 1889. Depuis le mois de décembre 1888, la toux a augmenté, il est devenu très faible par suite d'un amaigrissement considérable et de sueurs nocturnes.

Matité dans toute l'étendue du poumon gauche et au sommet droit en arrière.

Gargouillement et souffle cavitaire, aux deux sommets, surtout accentués à gauche; frottements pleuraux à la base gauche.

L'urine contient de l'albumine en quantité notable.

Le malade meurt dans la nuit du 28 au 29 mars.

Autopsie. — Il nous est seulement permis de retirer par la paroi dorsale, le rein du côté gauche. Ce rein est un peu augmenté de volume, il est blanchâtre, la capsule se détache facilement, à la coupe le rein a un aspect blanchâtre sur lequel tranchent les vaisseaux ce qui lui donne un aspect tacheté, les deux substances se confondent sur beaucoup de points, et la substance corticale est atrophiée au profit de la substance médullaire, le tissu conjonctif est augmenté de volume et à l'examen microscopique on retrouve les lésions de l'épithélium à bâtonnets; surcharge graisseuse et nécrose de coagulation.

Observation XI (personnelle).

Tuberculose pulmonaire. — Néphrite tuberculeuse.

Le nommé Gr... Théophile, 41 ans, garçon marchand de vins, entre à Beaujon, le 8 avril 1889, salle Barth, lit 19, service de M. Millard.

Sa mère et un de ses frères sont morts tuberculeux; lui-même tousse assez souvent et en outre est alcoolique. Depuis cinq mois la toux est devenue plus intense, mais il n'a jamais eu d'hémoptysie. Il a beaucoup maigri, et il sue la nuit.

Matité aux deux sommets et souffle avec râles humides aux deux sommets, surtout à droite.

Pas d'albumine dans l'urine.

Mort le 22 mai.

A l'autopsie on trouve les deux sommets, surtout le droit, farcis de tubercules ramollis.

Les reins sont peu congestionnés, la substance corticale atrophiée et sillonnée de travées de tissu conjonctif hypertrophié est plutôt anémiée, l'épithélium à bâtonnets présente la surcharge graisseuse et la nécrose de coagulation. Les glomérules sont indemnes.

Observation XII (personnelle).

Tuberculose pulmonaire et pleurale. — Néphrite tuberculeuse.

Le nommé L... Léopold, 36 ans, déménageur, entre à l'hôpital Beaujon, le 16 avril 1888, salle Barth, lit 3, service de M. Millard.

Son père et sa sœur sont morts tuberculeux.

Lui-même tousse depuis trois ans, surtout l'hiver, il a en outre des habitudes anciennes d'alcoolisme. La toux est devenue plus intense depuis trois semaines, il a craché du sang à différentes reprises, a beaucoup maigri, et sue la nuit.

La percussion fait percevoir de la matité aux deux sommets et à la base du poumon droit.

A l'auscultation on entend du souffle mélangé de râles humides, aux deux sommets et de l'obscurité de la respiration avec des frottements pleuraux à la base droite.

Pas d'albumine dans l'urine.

L'état du malade ne tarde pas à s'aggraver ; le 23 avril la dyspnée est intense, et il meurt le 24.

A l'autopsie on trouve du ramollissement des deux sommets, et de la pleurésie sèche de la base droite, à ce niveau la plèvre est épaissie, et présente à considérer de petites granulations tuberculeuses.

Les reins ont conservé leur volume normal, mais ils sont anémiés, à la coupe on remarque un aspect graisseux, et la substance médullaire est légèrement augmentée de volume aux dépens de la substance corticale. Le tissu conjonctif est également un peu hypertrophié et les cellules de l'épithélium à bâtonnets présentent de la surcharge graisseuse et la nécrose de coagulation. Les glomérules ne sont pas atteints.

Observation XIII (personnelle).

Tuberculose pulmonaire. — Néphrite tuberculeuse.

Le nommé M... Joseph, 26 ans, dessinateur, entre à Beaujon le 1er mai 1889, salle Barth, lit 27, service de M. Millard.

Son père et un de ses frères sont morts tuberculeux, lui-même n'a jamais été très bien portant, il tousse habituellement l'hiver; mais depuis 2 ans il tousse davantage, en outre il a eu des hémoptysies à différentes reprises, et il a beaucoup maigri depuis deux mois.

A la percussion on trouve de la matité aux deux sommets et de la submatité dans tout le reste de la poitrine.

A l'auscultation on entend du souffle amphorique, au sommet gauche, avec des craquements humides disséminés dans tout le reste du poumon gauche. Souffle cavitaire au sommet droit.

Pas d'albuminurie.

La cachexie déjà très prononcée, s'accentue de plus en plus, et le malade meurt le 9 juin.

A l'autopsie on trouve le poumon gauche farci de tubercules, une caverne occupant presque tout le lobe supérieur du même poumon, et une autre au sommet du poumon droit.

Les reins ont conservé leur volume normal, mais ils sont anémiés, graisseux, la substance corticale est atrophiée tandis que le tissu conjonctif est au contraire hypertrophié.

L'épithélium à bâtonnets présente la surcharge graisseuse et la nécrose de coagulation.

Les glomérules ne sont pas atteints.

Observation XIV (personnelle).

Tuberculose pulmonaire. — Néphrite tuberculeuse.

Le nommé Br... François, 36 ans, charretier, entre à Beaujon, le 5 mai 1889, salle Barth, lit 6, service de M. Millard.

Sa mère et un de ses frères sont morts tuberculeux, lui-même, qui a des habitudes invétérées, d'alcoolisme tousse depuis plusieurs années surtout l'hiver, mais depuis le mois de janvier 1889, la toux est devenue plus fréquente, et il a beaucoup maigri, en outre, il sue la nuit.

A la percussion on trouve de la matité au sommet gauche; et à droite la matité descend jusqu'à deux travers de doigt, au-dessous de l'épine de l'omoplate, bruit de pot fêlé sous la clavicule droite.

A l'auscultation on entend du souffle amphorique et du gargouillement dans le tiers supérieur droit; des craquements humides au sommet gauche.

Pas d'albumine dans l'urine, mais un peu de polyurie intermittente.

Le malade déjà très faible lors de son entrée à l'hôpital, va de plus en plus mal, et il meurt le 22 mai.

A l'autopsie on trouve le poumon droit farci de tubercules ramollis, le lobe supérieur est occupé par une énorme caverne. Tubercules au sommet gauche.

Les reins non hypertrophiés ont à la coupe un aspect anémié et graisseux, le tissu conjonctif est augmenté de volume, l'épithélium à bâtonnets est atteint de surcharge graisseuse et de nécrose de coagulation.

Pas de lésions des glomérules.

Observation XV (personnelle).

Tuberculose pulmonaire et laryngée. — Néphrite tuberculeuse.

Le nommé Pr... Cyprien, 53 ans, cocher, entre à Beaujon, le 11 mai 1889, salle Barth, lit 23, service de M. Millard.

Pas d'antécédents héréditaires, mais c'est un ancien alcoolique.

Depuis deux ans, il tousse beaucoup, cette toux s'est encore accentuée depuis trois mois, depuis cette époque il a beaucoup maigri ; en outre depuis un mois, sa voix est éteinte.

A la percussion on trouve de la matité aux deux sommets, mais surtout à droite, où elle occupe toute la moitié supérieure.

A l'auscultation on entend du souffle amphorique au sommet droit, et des craquements humides au sommet gauche.

Pas d'albumine dans l'urine.

Le malade va en s'affabilissant de plus en plus et il meurt le 26 mai.

A l'autopsie on trouve une caverne au sommet du poumon droit, caverne beaucoup plus grande que celle qui occupe le sommet du poumon gauche.

La muqueuse laryngée est rouge, congestionnée et parsemée de petites ulcérations tuberculeuses.

Les reins ne sont pas augmentés de volume, mais ils sont blanchâtres, et la coupe a un aspect graisseux, le tissu conjonctif est légèrement hypertrophié.

L'épithélium des tubuli contorti présente de la surcharge graisseuse et la nécrose de coagulation.

Les glomérules sont un peu atrophiés et la capsule de Bowman légèrement distendue.

Observation XVI (personnelle).

Tuberculose pulmonaire. — Néphrite tuberculeuse.

Le nommé M.... Eugène, 65 ans, peintre-décorateur, entre à Beaujon, le 4 novembre 1889, salle Barth, lit 16, service de M. Millard.

Ce malade qui n'a pas antécédents héréditaires ou personnels, si ce n'est un peu d'alcoolisme ancien, tousse depuis quatre mois, il n'a jamais eu d'hémoptysies, mais il a beaucoup maigri et il sue la nuit.

Matité au sommet gauche en arrière, submatité sous la clavicule droite.

Craquements secs au sommet gauche, et expiration prolongée au sommet droit.

Pas d'albumine dans l'urine.

La maladie marche assez vite, et le 4 décembre on constate un ramollissement complet du sommet gauche, en même temps le malade a de la diarrhée.

Mort le 25 décembre.

A l'autopsie, on trouve une caverne au sommet gauche et des tubercules au sommet droit. Ulcérations tuberculeuses de l'intestin grêle.

Les reins ne sont pas augmentés de volume, mais ils sont blanchâtres et graisseux à la coupe, la substance corticale atrophiée est traversée par de nombreuses travées de tissu conjonctif hypertrophié.

L'épithélium à bâtonnets est surchargé de graisse et présente la lésion de nécrose de coagulation.

Les glomérules sont indemnes.

Observation XVII (personnelle).

Tuberculose pulmonaire. — Néphrite tuberculeuse.

Le nommé G... Gustave, 46 ans, employé, entre à Beaujon le 2 décembre 1889, salle Barth, lit 4, service de M. Millard.

Pas d'antécédents héréditaires. Alcoolisme.

Il tousse depuis six mois et depuis un mois il a de la laryngite.

Matité aux deux sommets surtout sous la clavicule gauche, où on perçoit du bruit de pot fêlé.

Souffle et gargouillement au sommet droit, souffle amphorique au sommet gauche.

Pas d'albumine dans l'urine.

Le malade déjà très faible lors de son entrée à l'hôpital, faiblit de plus en plus. Mort le 4 décembre.

A l'autopsie, on trouve une caverne au sommet gauche et des tubercules ramollis au sommet droit des tubercules caséeux dans tout le reste des deux poumons ; une laryngite tuberculeuse.

Les reins ont conservé leur volume normal ; la capsule n'est pas adhérente, mais, à la coupe, le tissu rénal a un aspect anémié et graisseux. L'épithélium à bâtonnets présente une surcharge graisseuse et la nécrose de coagulation.

Observation XVIII.

(Due à l'obligeance de notre collègue et ami Reboul).

Tuberculose rénale. — Phlegmon péri-néphrétique. — Néphrectomie. Guérison.

La nommée C... Virginie, 33 ans, couturière, entre à Beaujon, le 11 janvier 1880, salle Laugier, lit 16, service de M. Labbé.

En 1885, métrite et cystite douloureuse; en 1886, cystite douloureuse. En août 1888 phlegmon péri-néphrétique gauche que M. Labbé incise au niveau des dernières côtes, à la suite de cette incision il persista toujours une fistule au niveau de la partie moyenne de la dernière côte gauche.

Les urines contiennent du pus, parfois en grande abondance, et de l'albumine qui peut être attribuée au moins en grande partie à la présence du pus.

En présence de ces accidents, M. Labbé pratiqua la néphrectomie le 12 février et la malade quittait l'hôpital guérie le 30 mai.

Les urines ne contenaient plus ni pus, ni albumine; pendant son séjour à l'hôpital, on n'a jamais constaté de signes de tuberculose pulmonaire.

Le rein enlevé par la néphrectomie, est infiltré de granulations tuberculeuses surtout nombreuses dans la substance corticale, qui est d'ailleurs fortement réduite par places; les calices et le bassinet sont distendus par du pus grumeleux verdâtre, à odeur urineuse, la muqueuse qui les tapisse est fongueuse.

Sur les coupes microscopiques, on voit, par places des cellules embryonnaires formant de petits amas, et correspondant à des granulations, tandis que, tout autour, les cellules de l'épithélium à bâtonnets sont dégénérées, présentent de la surcharge graisseuse et de la nécrose de coagulation, c'est à peine si, au niveau des glomérules, on remarque par places, une légère distension de la capsule de Bowmann.

Observation XIX

Extrait d'une observation de tuberculisation générale, de l'appareil urinaire surtout, avec perforation de l'appendice cæcal, présentée par Pasquet. (Bulletin de la Société anatomique, 1838, page 149.)

Go....., âgé de 12 ans, né de parents sains, ayant rendu, huit mois avant son entrée, plusieurs aunes de tænia, malade depuis 11 mois, entra à l'hôpital des enfants, le 26 mars 1838, dans un état de marasme prononcé, et avec tous les signes d'une phthisie pulmonaire très avancée. Sa diarrhée datait de huit mois, mais depuis trois mois elle était continue et plus intense. On sentait à travers les parois abdominales, à droite et un peu au-dessus de l'ombilic, une tumeur dure, arrondie, du volume d'un œuf de poule, qu'on soupçonne n'être qu'une tumeur tuberculeuse du mésentère. Jamais de convulsions ni d'autres symptômes du côté de l'encéphale ou de l'appareil urinaire.

Le 2 avril, le malade est pris subitement, sans cause appréciable, et pour la première fois de sa vie, d'une attaque de convulsions avec perte de connaissance complète : abolition de la sensibilité de la peau, de la vue, de l'ouïe, etc... Pupilles égales, immobiles, médiocrement dilatées, mouvements convulsifs très prononcés du côté droit du corps, rares et moindres du côté gauche.

Le soir, les mouvements convulsifs cessent, du délire survient.

Pendant les trois jours suivants, les divers symptômes disparaissent graduellement. Le 5, le malade était absolument dans le même état qu'avant l'attaque, lorsque le 16 au soir, il fut pris soudainement des symptômes d'une péritonite suraiguë. Mort le lendemain à midi.

L'autopsie montra qu'on avait eu affaire à un de ces cas de tuberculisation générale, dans lesquels on a peine à trouver un organe qui en soit exempt.

Après avoir décrit les lésions rencontrées au niveau du cerveau, des poumons, des plèvres et de l'intestin, où existait une perforation de l'appendice iléocæcal, Pasquet décrit ainsi les lésions des reins :

« Nulle part la dégénérescence tuberculeuse n'était aussi avancée que dans cet appareil. Cette tumeur, qu'on avait sentie à travers la paroi abdominale, et attribuée au mésentère, était formée par l'extrémité inférieure du rein droit recourbé en avant. Dans celui-ci, tous les cônes de la substance tubuleuse, sauf une partie de l'un d'eux, étaient entièrement convertis en matière tuberculeuse avec conservation de leur forme normale, surtout à la base des cônes, où la matière tuberculeuse était ferme, tandis que du côté des calices, elle était ramollie, diffluente en quelques points, avec destruction d'une partie des mamelons et de la totalité de la membrane des calices et du bassinet, qui contenait encore de l'urine, dans laquelle nageaient des flocons de matière tuberculeuse. L'altération était infiniment moins avancée dans la substance corticale de ce même rein, ainsi que dans l'autre, où deux cônes seulement étaient en entier convertis en matière tuberculeuse. De l'inspection minutieuse des points où l'altération moins avancée laisse distinguer des degrés dans l'infractus tuberculeux, il est résulté pour moi que ces masses informes, où l'on ne reconnaissait plus de la substance tuberculeuse que la forme, avaient dû être le résultat de l'agglomération de granulations confluentes qui sont venues à se toucher, ont englobé, et enfin atrophié le tissu normal du rein, que les granulations paraissent s'être déposées entre les tubes de Bellini et sur leurs parois, d'autant mieux qu'en certains points, où il semblait n'en rester aucune trace, on pouvait les retrouver en les énucléant de la matière tuberculisée.

« J'ajouterai encore que la déchirure des cônes tuberculisés ne se faisait facilement et régulièrement que dans le sens de leur axe, et alors elle présentait de nombreuses stries convergentes vers les mamelons, ce qui rappelait la disposition des tubes de Bellini. Enfin, j'ai pu manifestement faire suinter de l'urine du mamelon des cônes qui n'étaient pas entièrement tuberculisés, tandis que ce suintement est resté douteux pour les cônes qui présentaient une complète dégénérescence.

Observation XX.

Rein tuberculeux. — Tuberculose pulmonaire. (Bulletins de la Société anatomique, 1852, page 100)

M. Goupil présente un rein tuberculeux qui provient d'un sujet sur lequel il ne possède aucun renseignement. Les calices et l'uretère sont épaissis et semblent considérablement augmentés de volume à l'extérieur, tandis que le calibre de l'uretère est en réalité diminué. Une couche épaisse de tubercule tapisse ces deux parties.

De plus le tubercule se prolonge dans la substance des reins. Sur une coupe on le voit s'arrondir en forme de pinceau dans les pyramides. Chaque tube urinifère semble tapissé par une mince couche de substance tuberculeuse. La vessie était très hypertrophiée. L'urine qu'elle contenait trouble et tenant des corpuscules grisâtres en suspension. Il y avait des tubercules et même des cavernes dans le poumon.

Observation XXI.

Tuberculisation du rein droit. — Pyélite. — Hypertrophie du rein gauche, avec déplacement de l'organe pris pour une tumeur de l'ovaire, par M. Perret, interne des hôpitaux. (Bulletins de la Société anatomique, 1854, page 122.)

Le 15 mars 1854 est entré à l'hôpital Lariboisière, la nommée Vl...... Constance, âgée de 40 ans, service de M. Becquerel salle Sainte-Mathilde, n° 10. Cette femme, alitée depuis deux mois, souffre depuis six mois environ de douleurs vives et lancinantes dans la région lombaire, s'irradiant dans les aines et les cuisses; elle accuse en même temps une douleur sourde et profonde au niveau du pubis, sans toutefois que la pression exagère la douleur. Le ventre est un peu déformé et plus saillant dans la région iliaque du côté gauche que du côté droit.

En palpant l'abdomen on trouve à gauche de la ligne médiane une tumeur dure, d'un volume considérable remontant presque au niveau des fausses côtes.

Cette tumeur, insensible à la pression, présente quelques

mouvements obscurs. La malade a une leucorrhée blanc-grisâtre, et depuis un an la menstruation est très irrégulière. Le toucher montre que l'utérus est un peu abaissé ; le corps et le col paraissent sains, l'organe est peu mobile, et en le repoussant en haut, on imprime à la tumeur quelques mouvements très limités.

En portant le doigt à gauche du col, on sent la base de la tumeur qui paraît faire corps avec l'ovaire.

La malade est dans un état de marasme très avancé, elle a complètement perdu de son appétit, et son teint présente une couleur jaune paille très prononcée. Rien du côté des poumons.

Diagnostic. — Tumeur ovarique du côté gauche, probablement de nature cancéreuse. On prescrit à la malade chaque jour : extrait thébaïque, 0,05, cataplasmes laudanisés ; elle empire de jour en jour ; le 25 une fièvre extrême et des sueurs abondantes se déclarent ; le marasme devient de plus en plus complet et cette femme succombe le 2 avril, dans la soirée.

Autopsie le 4 avril.

Nous étions tellement convaincus que nous avions affaire à une tumeur de l'ovaire que nous avons de suite porté le scalpel sur le cul-de-sac utéro-vésical et divisé une portion de la vessie qui est restée adhérente aux parois vaginales. L'état de la muqueuse vésicale nous a donné aussitôt l'éveil et nous avons vu en effet, que notre tumeur n'était autre chose que le rein déplacé et hypertrophié, reposant sur le fond de l'utérus et sur le ligament large du côté gauche.

Le rein gauche est situé dans la région iliaque et légèrement oblique de haut en bas et de dehors en dedans ; son extrémité touche le fond de l'utérus et le ligament large. Il est hypertrophié, son volume est à peu près triple du volume normal de l'organe. Sa longueur est de 0,10, et sa largeur est de 0,07 ; il est décoloré et lobulé à l'extérieur ; il a perdu sa consistance ; il est mou et l'on sent manifestement de la fluctuation au niveau du hile, ou plutôt tout le long de son bord interne.

En pratiquant une coupe du bord convexe au bord concave de l'organe, on tombe dans des cavités spacieuses communiquant entre elles, qui ne sont autre chose que les calices et le bassinet dilatés. Ces dilatations renferment un liquide trouble et séreux, sans dépôt de gravelle ni calculs. La muqueuse qui tapisse les canaux excréteurs est très épaisse et tapissée dans son entier jusqu'à la vessie, de fausses membranes qui lui donnent un aspect chagriné, analogue à ce qu'on voit sur la face dorsale de la langue du veau. On peut aussi s'en faire une juste idée en comparant cet aspect à celui que présente le péricarde à la suite d'une péricarite ancienne. Ces fausses membranes présentent une coloration brunâtre, très prononcée dans les trois quarts inférieurs; elles sont blanchâtres dans le quart supérieur et d'une adhérence assez intime sur toute la surface des canaux dilatés.

L'uretère est très hypertrophié; son calibre est uniforme et perméable dans toute sa longueur excepté au niveau du hile où il est oblitéré par des fausses membranes.

La substance du rein a subi aussi de nombreuses modifications; la substance corticale est lardacée, d'un blanc grisâtre et uniforme.

Les pyramides de Malpighi ne sont distinctes qu'à la partie supérieure et moyenne du rein : on les reconnaît à leur forme triangulaire et à leur coloration rose pâle, qui tranche légèrement sur la substance corticale anémiée; mais elles ont perdu leur aspect strié; cependant on remarque encore çà et là quelques stries à leur sommet. Elles sont parsemées de granules blancs jaunâtres, assez consistants que nous croyons être les produits plastiques de l'inflammation.

Le rein droit occupe sa position habituelle, il est légèrement atrophié et considérablement déformé. Il présente à sa face antérieure et externe trois lobules séparés profondément les uns des autres et chacun de la grosseur d'un marron. La face postéro-interne présente seulement les vestiges de cette séparation. L'organe a une couleur d'un blanc mat, il est mou; il a une consistance pâteuse et présente au sommet une fluctuation manifeste. Sa coque fibreuse est très épaissie.

L'incision du rein par son bord externe donne issue à un liquide crémeux et blanchâtre renfermé dans une loge distincte au sommet du rein.

La substance rénale a complètement disparu pour faire place

à une matière blanche, pâteuse, ayant la consistance d'une bouillie très épaisse et comparable à du plâtre délayé, et mieux encore à de la chaux éteinte.

Cette matière, ainsi que l'a démontré M. Verneuil, n'est autre chose que du tubercule commençant à se ramollir. L'uretère est perméable. On peut aussi suivre les canaux sanguins jusqu'au hile.

La muqueuse vésicale est épaissie et tapissée de fausses membranes blanchâtres, analogues à celles que nous avons mentionnées plus haut, et qui tapissent les canaux excréteurs du rein gauche. La tunique musculaire a disparu, et est remplacée par une couche de graisse.

Les autres organes sont sains.

Observation XXII.

Tubercules du rein, par M. Lala. (Bulletins de la Société anatomique. 1856, page 118.)

Le malade était âgé de 27 ans. Il est entré à l'hôpital vers la fin d'avril, dans un état de consomption très avancée.

A l'examen on n'a rien trouvé du côté du ventre et de la poitrine. Dans la région hypogastrique seulement, existait une tumeur grosse comme les deux poings, molle et fluctuante, placée immédiatement au-dessus de la symphise des pubis. M. Malgaigne, a pensé, d'abord à un abcès placé entre les parois abdominales et la face antérieure de la vessie qui communiquerait avec ce réservoir. Il sortait en effet, de la vessie, du pus en très grande abondance, mélangé à de la substance d'aspect tuberculeux. Le malade ayant succombé peu de temps après son entrée à l'hôpital, le diagnostic n'a pas pu être complété.

A l'autopsie on a trouvé la vessie distendue, pleine d'un pus fétide. Les parois abdominales, amincies, éraillées, lui permettaient de proéminer en avant, au-dessus de la symphise.

Les uretères étaient un peu dilatés au niveau de leur insertion sur la vessie. Les bassinets étaient aussi un peu élargis. Sur la périphérie du rein on remarquait des granulations fines, grisâtres. Les deux reins ayant été incisés sur leur bord convexe, on a pu voir des granulations fines, grisâtres, disséminées dans la substance corticale. Nous avons cru à une infiltration tuberculeuse. Le rein droit présentait en outre deux petites tumeurs grosses comme deux petits marrons, formée par de la subtance grisâtre, ramollie. Sur le rein gauche on ne voyait qu'une seule tumeur. Elles siégeaient dans la substance tubuleuse, et présentaient un commencement d'excavation qui communiquait avec un calice rempli de pus. J'ai cru avoir affaire à des tubercules ramollis. Notons qu'on n'a pas trouvé trace de tubercules dans les autres organes. Le malade aurait donc succombé à une tuberculisation rénale?

Observation XXIII.

Fistules urinaires; tuberculisation des organes génito-urinaires, par M. Rosapelly, interne des hôpitaux. (Bulletins de la Société anatomique, 1871, page 173.)

Il s'agit d'un malade entré à la Pitié, en juillet 1871 pour des fistules urinaires multiples, s'ouvrant à la marge de l'anus, au périnée et au scrotum. L'état cachectique empêcha de faire subir le traitement chirurgical au malade qui, d'ailleurs, mourut peu de temps après son entrée à l'hôpital.

Outre les lésions que l'on constata du côté de la vessie, des testicules, des uretères et du bassinet, voici ce que M. Rosapelly trouva du côté des reins :

« Le rein gauche présente antérieurement, près de son extrémité inférieure, une surface décolorée de 3 centimètres environ de diamètre sur laquelle font saillie plusieurs mamelons jaunâtres, de consistance assez ferme, du volume d'une lentille, et situés sous l'enveloppe fibreuse.

« A la coupe on voit que la lésion s'étend profondément dans les limites d'un des lobes du rein.

« Dans la substance corticale de ce lobe, autour des noyaux

superficiels, existe une infiltration diffuse, d'un blanc jaunâtre, dans les limites de laquelle le tissu est plus friable sans être ramolli. L'infiltration existe avec les mêmes caractères dans la pyramide, où l'on peut encore distinguer la direction des tubuli, seul vestige qui persiste du tissu. Enfin elle se continue dans les parois du calice correspondant sous forme d'un épaississement annulaire qui, d'un côté, circonscrit la papille, et d'autre part s'arrête par un rebord arrondi et saillant au niveau des calices voisins. La surface interne du calice envahi est jaunâtre, dépolie et comme exulcérée; la muqueuse ne la recouvre pas, elle s'arrête brusquement après avoir tapissé le rebord de la plaque.

« Le rein droit présente un seul noyau jaunâtre, du volume d'un petit pois, faisant une légère saillie à la surface et se confondant insensiblement à son pourtour avec le tissu du rein. »

Les poumons présentaient des lésions de tuberculose évidente.

Observation XXIV.

Pleurésie purulente droite chez un tuberculeux. Empyème de nécessité. Mort. Tuberculose unilatérale des voies urinaires supérieures, par M. Gauderon, interne des hôpitaux. (Bulletins de la Société anatomique, 1876, page 477 (Extrait.)

Il s'agit d'un malade entré dans le service de M. Guyot pour une pleurésie droite. Pendant la vie rien ne pouvait faire soupçonner les lésions du rein que l'on a trouvées à l'autopsie, il n'y avait pas d'albumine dans l'urine.

M. Gauderon décrit en ces termes les lésions qu'il a rencontrées du côté de l'appareil génito-urinaire.

Le rein gauche est volumineux, son enveloppe fibreuse s'enlève facilement, sa coupe est lisse, luisante, avec un aspect graisseux de la substance corticale, et une congestion intense des pyramides de Malpighi. Il est coupé en fragments très petits et ni dans l'intérieur ni à la surface, il n'est possible de trouver une seule granulation tuberculeuse.

Les calices, le bassinet, l'uretère gauches, sont examinés avec soin, ouverts dans toute leur longueur et il n'est pas possible d'y trouver une seule granulation tuberculeuse.

Le rein droit, avec le même volume et le même aspect général, à la surface et à la coupe, que le rein gauche, présente en outre, à sa surface, environ dix granulations tuberculeuses. Sur une coupe longitudinale du rein, on peut apercevoir quinze à vingt tubercules en voie de ramollissement; aucun n'est encore arrivé à former une excavation. Les calices, le bassinet, l'uretère sont fendus dans le sens de leur longueur; la muqueuse est tapissée de granulations tuberculeuses grises confluentes et séparées l'une de l'autre par de petites intervalles de coloration rouge très intense; en outre sur chacun de ces segments des voies urinaires, on constate l'existence d'un assez grand nombre d'ulcérations tuberculeuses arrondies, entourées d'un cercle rouge, présentant à leur surface une coloration gris-jaunâtre, et tapissées de petites concrétions calcaires. A quelques centimètres du bassinet, l'uretère a pris, sur une longueur de 4 cent. environ, l'épaisseur et la consistance d'un fort tuyau de pipe; à cet endroit sa paroi est blanche à la coupe, épaisse de 5 millimètres; la surface de l'uretère en cet endroit, n'est qu'une grande ulcération gris-jaunâtre et tapissée de concrétions calcaires très abondantes.

La vessie est de petit volume, ses parois sont très épaissies et sa muqueuse présente à sa surface vingt à vingt-cinq ulcérations tout à fait comparables comme aspect à des pustules ulcérées de variole : leur dimension varie entre celle d'un pois et celle d'une pièce de 20 centimes : Elles sont entourées d'une auréole rouge, leurs bords sont élevés au dessus de la muqueuse leur surface est gris jaunâtre, et on retrouve sur cette surface les mêmes concrétions calcaires signalées dans les ulcérations des uretères.

Une de ces ulcérations, la plus étendue, siège au niveau du col et se prolonge sur la face inférieure de la portion prostatique de l'urèthre. L'urèthre, fendu dans toute sa longueur, ne contient pas d'autre ulcération. Les vésicules séminales disséquées avec soin, examinées à leur surface et sur les coupes, ne présentent pas de tubercules. La prostate coupée par tranches transversales minces ne renferme pas non plus de tubercules.

Observation. XXV.

Néphrite caséeuse chez un homme atteint de phthisie pulmonaire; par M. Baronoff, externe des hôpitaux. (Bulletin de la Société anatomique. 1876, page 785.

B... âgé de 25 ans, entre à Lariboisière, salle St-Jérôme, (service de M. Jaccoud), le 18 novembre 1876.

Ce jeune homme est atteint d'une tuberculose pulmonaire assez avancée; il n'avait jamais fait d'autres maladies dans sa jeunesse, mais il avoue quelques antécédents alcooliques; jusqu'à l'âge de 24 ans, il a été robuste et d'une apparence de parfaite santé; il y a un an que le malade souffre de la poitrine, et la maladie a pris une marche aiguë depuis huit jours.

A son entrée dans le service, il a eu des hémoptysies fréquentes et une expectoration purulente, deux jours après un mouvement fébrile appréciable, sa température vespérale montait jusqu'à 39, 05 avec une légère rémission du matin. L'auscultation révèle des signes de ramollissement au sommet gauche.

Le 21. Il va plus mal, crachats de sang avec expectoration très abondante; son urine contient beaucoup d'albumine, 9 à 40 grammes par litre.

Le 23. On le traite par les révulsifs cutanés, des larges vésicatoires sur la poitrine en arrière, et par un régime lacté.

4 décembre. — On constate l'apparition d'un emphysème sous-cutané, avec élévation globuleuse du thorax caractéristique, limitée sur le devant de la poitrine, surtout à la région sous-claviculaire droite; il crépite sous les doigts, absence du murmure respiratoire; à la percussion on entend un son clair et éclatant.

Le 15. Le malade a une dyspnée intense.

Le 18. La diminution de l'emphysème est manifeste, on augmente la quantité de lait, mais l'urine est toujours chargée de grande quantité d'albumine. Fièvre assez intense, la température, s'élève à 39° avec une oscillation horizontale entre 38° et 39.

Le 22. Le malade suit un régime lacté mixte, son état, cependant, va toujours en aggravant, la dyspnée est toujours intense. Il meurt le 24 décembre.

Autopsie. — Poumons. Le poumon gauche est recouvert de granulations tuberculeuses, farci de cavernules, on trouve du pus abondant dans la plèvre, l'altération du poumon droit est bien avancée, mais moins prononcée que les lésions du poumon gauche.

Cœur. — Le cœur est normal, mais la valvule mitrale présente un aspect laiteux. Le cœur gauche et le cœur droit sont pleins de caillots cruoriques.

Foie. — Le foie est normal aussi, dans certains points a l'aspect du foie muscade; la bile est peu abondante et foncée.

Rate, un peu plus grosse que d'habitude, ferme et pâle.

Reins. Les reins ont un volume double de l'état normal, il y a dilatation des bassinets (néphrite parenchymateuse et interstitielle type).

Le rein gauche est plus volumineux que le rein droit, celui-ci est creusé de cavités tuberculeuses au nombre de neuf, de la grosseur de petites noix et qui font disparaître la surface sécrétante. Ces cavernes sont jaunes, dans un état de caséification, parfaitement limitées d'une zone de tissu blanc induré; elles paraissent être enveloppées dans la substance même des pyramides. Chose singulière, jamais on n'a pu trouver aucune trace de tubercule dans le rein gauche mais le type du gros rein blanc.

L'examen microscopique a démontré que les tubes contournés sont altérés; leur épithélium est tuméfié et gras. Les espaces cavitaires du rein droit sont le siège d'une dégénérescence graisseuse des éléments cellulaires.

Observation XXVI

Phthisie urinaire. Intégrité de tous les autres appareils. Mort par urémie dyspnéique ; par M. Champetier de Ribes, interne des hôpitaux. (Bulletin de la Société anatomique, 1887, page 562.)

Est... Alfred, âgé de 18 ans, entre dans le service de M. Moutard-Martin, le 19 novembre 1877, salle saint-François n° 14. Il est très chétif, on ne lui donnerait pas plus de 12 à 14 ans. Ce qui frappe tout d'abord en lui, c'est la manière dont il respire; quoique l'air entre facilement dans sa poitrine, l'inspiration s'accompagne d'un effort violent, l'expiration est courte et plaintive, toutes les inspirations, sont égales toutes sont également laborieuses et profondes, la respiration est bruyante. On ne trouve ni dans le cœur, ni dans les organes respiratoires la cause de cette dyspnée. Le 19 novembre à 5 heures du soir p. 106. temp. 38° Le nombre des mouvements respiratoires est de 28 dans une minute.

Les yeux sont brillants, les pupilles contractées; l'intelligence est très nette le malade parle d'une voix entrecoupée, chevrotante, comme accompagnée de sanglots; il n'a pas la moindre sensation de frisson. La maladie a débuté brusquement le samedi 10 novembre. Le soir de ce jour, en rentrant de son travail, il eut un éblouissement, et tomba sans connaissance ; il ne peut préciser la durée de cet évanouissement, mais il assure n'avoir eu ni vomissements, ni convulsions ; quant il revint à lui, il n'avait pas de paralysie et souffrait seulement d'une céphalagie frontale très vive, qui persista pendant deux jours. Puis, peu à peu, survint de la gêne dans la respiration en même temps qu'une douleur très grande dans les régions lombaires avec irradiation le long du trajet des deux uretères, et une sensibilité très vive de la région hypogastrique, au-dessus de l'arcade pubienne.

Ces douleurs persistent actuellement : le malade gémit quand on presse sur les régions correspondant aux reins ou à la vessie les mouvements du tronc et même ceux des membres inférieurs lui arrachent des plaintes bien que les articulations soient indemnes. Nous ne trouvons pas de gonflement des régions lombaires, ni d'œdème des parties superficielles.

La mère de ce jeune homme est morte phthisique il y a deux ans. Lui même n'a jamais toussé, il n'a jamais eu d'hémoptysie. Dès l'âge de huit ans, il a eu le ventre gros, des maux de reins, des sensations de chaleur pénible derrière le pubis et il a éprouvé des troubles de la miction : tantôt celle-ci était difficile et douloureuse, tantôt, au contraire, l'urine s'écoulait sans que l'enfant pût la retenir, et avant qu'il eût pris ses précautions pour ne pas souiller ses vêtements. Il y a trois ans, c'est-à-dire à l'âge de 15 ans, le malade eut une hématurie peu abondante, survenant à la fin d'une miction ; le sang était pur, l'urine de ce jour-là en contenait un peu, mais on n'en vit plus le lendemain, et on n'y attacha pas d'importance, son père et lui remarquèrent cependant dès cette époque que son urine était trouble et laissait au fond du vase un dépôt jaunâtre.

Depuis ce temps, l'état du jeune homme resta le même, ses vêtements étaient souvent tachés d'une urine jaune et fétide. souvent la miction était douloureuse, il éprouvait fréquemment des douleurs dans les reins et dans le bas ventre. il avait peu de vigueur, mais à condition de ne pas se livrer à un travall fatiguant, il n'était jamais obligé de s'arrêter. Il y a un mois il pissa quelques gouttes de sang, mais ce phénomène passager attira à peine son attention. L'urine que nous voyons est trouble et décolorée, jaune sale, laissant déposer, sans s'éclaircir un, abondant précipité purulent. Ce sont là les caractères que M. le professeur Guyon assigne à l'urine des maladies rénales.

20 novembre, matin, tr. 37°, p. 96. — La respiration présente les mêmes caractères qu'hier soir. Quelques râles ronflants et muqueux dans la poitrine. Le pouls est petit. Le malade s'est plaint toute la nuit sans délirer. Il a grand'soif, boit de la tisane et du bouillon sans vomir ; il n'a pas pris d'autres aliments que ceux-là depuis le début de sa maladie. Soir, tr. 37°6, même état. Les inspirations sont moins fréquentes, mais s'accompagnent d'un effort aussi violent.

Le 21, matin, tr. 37°. — Le malade n'a pas uriné depuis hier matin. Le ventre est plat. La vessie ne contient pas d'urine. Le pouls est extrêmement misérable. La dyspnée est la même. prostration très grande. Soir 36°8.

Le 23 matin. — A la visite tr. 36°3. Agonie. Le malade a été agité cette nuit. Il se découvrait continuellement, il a laissé un peu d'urine s'écouler sous lui, pas d'attaques convulsives. Les inspirations toujours aussi profondes, sont extrêmement rares.

Mort à 10 heures du matin.

Autopsie. — Le 23 novembre à 10 heures du matin, les poumons, les plèvres, le cerveau, les méninges, le péritoine et tous les organes, sont examinés avec le plus grand soin ; on ne trouve nulle part ni granulations tuberculeuses, ni tubercules, ni aucune autre lésion. Les organes génitaux y compris l'urèthre sont absolument sains. On ne trouve d'altérations que dans les voies urinaires.

Reins, uretères. — Les deux reins présentent les mêmes lésions ; ils forment de chaque côté une poche fluctuante ; leur volume dépasse le double de l'état normal; dans le tissu graisseux peu abondant qui les entoure, on trouve par places un peu de pus infiltré, provenant de la rupture de cavernes superficielles. Les deux uretères très dilatés, ont plus de deux centimètres de diamètre; ils arrivent jusqu'à la vessie, conservant dans tout leur trajet ce volume considérable, sans qu'aucun obstacle pouvant les comprimer nous explique leur dilatation ; au-dessous du bas fond de la vessie, de chaque côté ils présentent une ampoule volumineuse, en forme de cul-de-sac. Les parois de ces canaux redevenues de dimension normale quelques millimètres avant leur abouchement dans le réservoir urinaire, sont accolées l'une à l'autre au niveau du trajet que parcourent les conduits dans l'épaisseur de la vessie, si bien que celle-ci une fois vidée, l'urine qui gonfle les uretères ne s'écoule pas; leur orifice vésical est cependant normal, aucun corps étranger n'en oblitère l'ouverture.

Une coupe des reins montre les lésions de l'hydropyonéphrose arrivée à un degré très avancé; le tissu de l'organe est réduit à une coque d'un centimètre d'épaisseur. La muqueuse qui tapisse les calices, les bassinets et les uretères énormément dilatés, est rouge et injectée, mais ne présente ni granulations tuberculeuses, ni ulcérations. Dans la substance rénale, on trouve de petits foyers tuberculeux à divers états; les uns forment de véritables petites cavernes remplies de pus crémeux, d'autres enfin, sont constitués par des amas de granulations non ramollies. Il y a en outre, un grand nombre de granulations disséminées.

Vessie. — La capacité du réservoir est augmentée; ses parois sont légèrement épaissies; la muqueuse est injectée. Un semis de fines granulations occupe tout le bas fond faisant une légère saillie sous l'épithélium, elles sont nombreuses, surtout autour du col vésical, et des orifices des urétères; elles ont absolument l'aspect de granulations grises si communes à la surface de la plèvre. En outre sur toute la surface interne de la vessie, on trouve une quantité de taches ecchymotiques d'un rouge noirâtre, généralement arrondies, quelques-unes irrégulières comme étoilées, leur étendue est variable, le plus grand nombre a les dimensions d'une lentille, elles ne font pas de saillie sous l'épithélium, ne changent pas d'aspect sous un filet d'eau, et sont contenues dans l'épaisseur de la muqueuse. En aucun point la muqueuse vésicale n'est ulcérée.

L'urine en quantité considérable retenue dans les canaux excréteurs est absolument semblable à celle que nous avons observée pendant la vie.

Observation XXVII.

Cystite, pyélo-néphrite, orchite tuberculeuses. — Mort par urémie; par M. Vermeil interne des hôpitaux. (Bulletins de la Société anatomique 1880, page 277.)

Le nommé Ga..... Eugène, âgé de 48 ans, profession de peintre, entré le 14 avril 1880, salle Saint-Athanase, lit 46, service de M. Gallard.

Le malade entre le 14 avril avec une grande dyspnée, sans cyanose, sans œdème, dans un état d'affaissement intellectuel, d'étonnement, qui ne nous permet d'obtenir aucun renseignement précis. Tout ce qu'il nous apprend c'est qu'il est peintre; qu'il n'a jamais eu d'accidents saturnins, qu'il est d'une bonne santé habituelle et qu'il n'est malade que depuis deux jours.

Etat actuel. — Le sujet est pâle et assez maigre, mais il n'a pas l'apparence cachectique. Il ne se plaint de rien que de sa dyspnée. Cependant, la percussion et l'auscultation de la poitrine nous apprennent peu de choses; partout on entend le murmure vésiculaire, au sommet droit seulement, on entend quelques râles sous-crépitants: mais rien dans cet examen ne nous explique la dyspnée à laquelle nous assistons.

Pas de toux, pas d'expectoration. A l'auscultation du cœur, on entend un bruit de galop à la pointe, pas de souffle. La pointe bat sensiblement en dehors de la ligne mamelonnaire et assez bas. T. 36° 8.

La langue est sèche, la pression sur l'abdomen ne détermine aucune douleur. Les urines sont claires, abondantes et renferment une assez grande quantité d'albumine.

Pas d'œdème d'aucune partie du corps. L'examen à l'ophtalmoscope ne révèle aucune lésion appréciable du fond de l'œil. L'état mental du malade ne permet d'attacher aucune importance aux renseignements qu'il peut fournir sur l'état de la vision.

Les testicules sont volumineux et la palpation nous montre que cette augmentation de volume est due presque uniquement aux deux épididymes qui sont durs, plus gros que les pouces et entourent des testicules assez mous, présentant un volume à peu près normal. On n'y sent ni adhérences, ni nodosités; la pression ne semble pas être douloureuse. Traitement : 15 grammes d'eau-de-vie allemande.

Depuis hier soir, la dyspnée a encore augmenté, malgré la diarrhée déterminée par l'eau-de-vie allemande.

A l'auscultation, gros râles crépitants aux bases. Coma presque complet. Injection sous-cutanée de 0,02 c. de pilocarpine.

Mort à 11 heures du matin.

Autopsie. — Au sommet du poumon droit, infiltration tuberculeuse dans une étendue équivalente au volume d'une noix. Au centre de cette masse indurée, on voit une petite cavernule.

La plèvre qui entoure le sommet droit est très épaisse et adhérente au feuillet pariétal.

Au sommet gauche, quelques petits noyaux de granulations grises. Le reste des deux poumons crépitent bien ; aux bases seulement le parenchyme est d'un rouge sombre et laisse écouler à la coupe une assez grande quantité de sang, mais partout il est souple et surnage dans l'eau.

Le cœur est volumineux ; cette augmentation de volume est due surtout au ventricule gauche dont les parois sont très épaisses. Les valvules ne présentent rien d'anormal.

Le foie et la rate sont sains. Le cerveau a la consistance normale ; mais les vaisseaux de la pie-mère sont presque vides. Elle se détache avec la plus grande facilité.

Le rein gauche est petit, largement lobulé, non granuleux et d'une consistance assez molle Sa surface est très rouge ; la décortication, sans être facile, est partout possible. A la coupe, on trouve la substance corticale réduite à la base des pyramides à une mince couche d'environ 0,01 millim. d'épaisseur. Les colonnes de Bertin semblent formées surtout par de la graisse et par un tissu grisâtre d'apparence lardacée.

Dans la substance médullaire, qui est d'un rouge foncé, on voit plusieurs petites cavités grosses comme des pois ; 2 ou 3 de ces cavités contiennent une masse jaunâtre (citron) de consistance gélatineuse. Les autres contiennent un liquide blanchâtre purulent.

A l'examen histologique fait par M. Barth, la lésion paraît consister exclusivement dans une néphrite interstitielle très avancée. On ne distingue pas de granulations tuberculeuses ; en quelques points seulement, le tissu conjonctif est épaissi ; les tubuli atrophiés sont masqués par une infiltration embryonnaire diffuse. Les tubes urinifères ne renferment pas de cellules cubiques. Leur épithélium est en dégénérescence granulo-graisseuse, et se colore en noir par l'acide osmique. Les calices, le bassinet et l'uretère n'ont rien d'anormal.

Le rein droit est beaucoup plus volumineux : son volume est presque deux fois supérieur à celui du rein gauche. La surface est lisse, blanchâtre et présente aussi quelques divisions lobulaires peu profondes. La consistance est molle, le bassinet et l'uretère jusqu'à la vessie sont considérablement dilatés. A la coupe on voit que, par suite de la dilatation des calices, la substance rénale est réduite à l'état d'une coque peu épaissé autour de chaque calice, coque dans laquelle il est impossible de distinguer les deux substances et formée d'un tissu assez consistant d'un rose pâle, marbré de traînées blanchâtres, lardacées.

A première vue, le rein paraît être le siège d'une néphrite interstitielle très prononcée ; mais il est facile de distinguer sur la coupe un grand nombre de petits nodules, présentant la forme et les caractères des granulations tuberculeuses adultes les granulations disposées en grand nombre dans le parenchyme sont volumineuses, englobant tout un faisceau de tubuli. La prolifération embryonnaire paraît se faire aussi bien dans l'intérieur des tubes que dans le tissu conjonctif interstitiel, et il en résulte un amas indistinct offrant vers son centre des granulations géantes, nettement reconnaissables, se confondant par sa périphérie avec l'infiltration embryonnaire diffuse, dont le tissu du rein est le siège. Dans l'intervalle des tubercules, le tissu du rein offre, comme il a été dit déjà, les caractères d'une néphrite interstitielle avancée. Les cloisons conjonctives sont énormément épaissies, formant des bandes de tissu embryonnaire, dans lesquelles on trouve plus ou moins de cellules fusiformes suivant les points. Les tubes urinifères sont atrophiés; leur épithélium est dégénéré, offre en certains points l'état cubique ; ailleurs il a subi la dégénérescence graisseuse. Les glomérules ratatinés, à peine reconnaissables, sont réduits à une petite masse de tissu fibreux embryonnaire, renfermé dans une capsule considérablement épaissie.

La surface interne des calices, du bassinet et de l'uretère est d'un blanc grisâtre, inégale, rugueuse, on y voit des saillies arrondies et de véritables ulcérations peu profondes à bords nets. Les parois sont épaissies, blanchâtres et résistantes. Nulle part on ne trouve traces de calculs.

On trouvera également des lésions tuberculeuses évidentes de la vessie, de la prostate et des testicules.

CONCLUSIONS

1° La tuberculose rénale peut se manifester par une néphrite ;

2° Cette néphrite est infectieuse et due à la présence au niveau du rein du bacille de Koch ;

3° Elle est caractérisée principalement par une lésion de l'épithélium à bâtonnets (surcharge graisseuse et nécrose de coagulation), et à côté de ces lésions épithéliales par une hypertrophie du tissu conjonctif qui sur certains points, comprime les canaux urinifères, c'est donc une néphrite mixte ;

4° La néphrite tuberculeuse, ne se manifeste pendant la vie que par un petit nombre de symptômes ;

5° La néphrite tuberculeuse, qui passe souvent inaperçue, n'en exerce pas moins une grande influence sur l'évolution générale de la maladie ; et peut même dans certains cas occuper le premier rang permi les diverses manifestations de la tuberculose.

INDEX BIBLIOGRAPHIQUE

Bouchard. — Auto-intoxications.

— Maladies par ralentissement de la nutrition.

— Revue de médecine, 1881.

Brissaud. — Gazette hebdomadaire, 1886.

Baumgarten. — Tuberculose expérimentale. Berlin, 1885.

Barthez et Rilliet. — Maladies des enfants, tome III.

Cayla. — De la tuberculose des organes génito-urinaires. Th. de Paris, 1887.

Charcot. — Maladies du foie et des reins.

Cornil et Ranvier. — Histologie pathologique.

Cornil et Brault. — Pathologie du rein, 1884.

Cornil et Babes. — Les bactéries, 1885.

Danlos. — Article *Urine* du Dict. prat. de médecine et de chirurgie.

Durand-Fardel. — Tuberculose du rein. Th. de Paris, 1888.

Gauché. — Étude sur la néphrite albumineuse dans la phthisie chronique. Th. de Paris, 1879.

Gaucher. — Pathogénie des néphrites. Th. d'agrégation, 1886.

Hanot et Lauth. — Sur le foie gras des tuberculeux. — Études sur la tuberculose. Journal de Verneuil, 2e fascicule.

Laffite. — Étude sur le mal de Bright et les néphrites. Th. de Paris, 1889.

Lancereaux. — Article *Rein* du Nouv. Dict. encyclopédique des sciences médicales.

Labadie-Lagrave. — Art. *Rein* du Dict. pratique de médecine et de chirurgie.

Lauth. — Essai sur la cirrhose tuberculeuse. Thèse de Paris, 1888.

Lecorché. — Traité des maladies des reins.

Lecorché et Talamon. — Traité de l'albuminurie.

Rayer. — Maladies des reins, tome III.

Ranvier. — Histologie.

Paris. — Typ. A. DAVY, 52, rue Madame.

www.ingramcontent.com/pod-product-compliance
Lightning Source LLC
LaVergne TN
LVHW020033170826
845678LV00001B/229